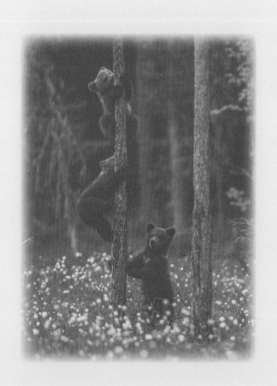

人間と生活

地球の健康を考える

鈴木 郁子 編著

錦 房

編集・執筆者一覧

編　集　　鈴 木 郁 子　　日本保健医療大学教授

執筆者　　鈴 木 郁 子　　日本保健医療大学教授
　　　　　　内 田 さ え　　東京都健康長寿医療センター研究所専門副部長
　　　　　　鍵 谷 方 子　　人間総合科学大学教授
　　　　　　大 橋 敦 子　　北海道医療大学准教授
　　　　　　二 本 松 明　　北海道鍼灸専門学校副校長
　　　　　　大 森 啓 之　　日本保健医療大学助教
　　　　　　志村まゆら　　筑波技術大学准教授
　　　　　　野口栄太郎　　筑波技術大学名誉教授

挿絵・写真　鈴木聖章

序　　文

☆☆☆　北極星は大昔から現在まで同じ輝きで旅人の道しるべとなっている．森も森に住む生物も四季の流れに沿って悠久の時を生きている．

　46 億年の地球の歴史から見ると私たち人間の歴史はほんの一瞬である．科学がもたらした様々な恩恵によって私たちは豊かに暮らせるようになった．一方，人間の手によって，地球の自然環境は大きく改変されつつある．森林が失われ，炭酸ガスが増え，プラスチックなど無数の廃棄物が蓄積し，何億年も埋蔵されていた石炭や石油が野放図に消費されている．人々は一刻も早く情報を手に入れて社会の変化に対応し，生活を快適にすることに忙しい．

　宇宙から地球を見るようになった現在，私たちは地球が無限に人間の味方になってはくれない事を知っている．私たちは今立ち止まって，地球と地球に生きるすべての生物と人間とのかかわりを見直し，人間がこれまでにしてきたことを振り返り，生活を見直す時に直面している．現在の地球環境にどう対応し，どう改良を加えて行けばよいのだろうか．本書はその一助になればとの考えから執筆した．

　執筆にあたり，内容の校正にご協力いただいた佐藤優子氏（筑波技術大学・人間総合科学大学名誉教授），原田玲子氏（宝塚医誠会病院総合診療科）に謝意を表する．本書の刊行は，錦房出版・竹内大氏のご厚意，ご尽力により叶ったものである．竹内氏には，本書全般に渡って親身のアドバイスを戴いた．ここに心より感謝の意を表する．

2021 年初春

著者一同　☆☆☆

目　　次

第 1 章

地球の中に生きる人間

＜学習のポイント＞

●人間の生活が日々豊かになってきている中，私たちを取り巻く自然環境の悪化は著しく，目を逸らすことができない．

●約 46 億年前に生まれた地球から私たちは大きな恩恵を受けてきた．そして現在に至るまで，私たちはより快適な生活を求めて地球環境に様々な変化をもたらしている．

●現在の人口増加，高齢化，気候変動などへの対応と日常生活を地球環境の視点からとらえる．

キーワード：地球，太陽，水，炭酸ガス，生命，酸素，生物，食料，人間，文化

1. 太陽と水の惑星

水・空気・食料を供給する地球　ジャックが豆の木を登って雲の上を歩く童話や，かぐや姫が月に帰っていく昔ばなしから，雲の上の世界が人間にとって昔からの夢だったことが理解できる．現代の私たちは雲の上はもちろん，月の世界までもいけるようになった．ただし空気と水と食料に加えて寒さや暑さや紫外線などから身を護る手段を備えていない限り，人は宇宙で生きることはできない．地球は人間を含む生物が生きる上で不可欠な空気と水を作り出し，食料を生み出し，生物が生存できる温度を備えている太陽系の唯一の天体である．

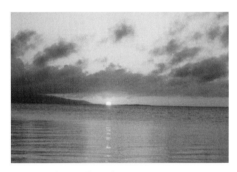

図 1-1　太陽と海の恵み

地球の誕生　地球が誕生したのは約 46 億年前，生まれて間もない原始太陽から誕生したとされる．初期の地球には周囲の微惑星が次々と衝突し，衝突のエネルギーで地表面は 1,000℃ 以上になったらしい．衝突した岩石や原始地球の大部分は溶けてマグマを形成し，揮発性成分は原始大気を形成した．二酸化炭素や水蒸気，窒素などからなる原始大気の層が地球を覆い，微惑星の衝突の度に熱を蓄え，地球は益々高温となった．周囲の微惑星の数が減り，衝突が少なくなるにつれて地球表面は徐々に冷却し始め，大気中の水蒸気は雨となって地表に降った．長い間雨が降り続いた結果，およそ 40 億年前に原始海洋が形成されたと考えられている（**図 1-1**）．海洋が二酸化炭素を溶かし込むと大気中の二酸化炭素は減少し，二酸化炭素による温室効果が減少して地球表面の温度はさらに下がっていった．

太陽系の惑星　太陽の周囲には 8 個余の惑星が様々な距離に楕円形の軌道を描きながら公転している．地球と同じ頃に形成された他の惑星に生物が住んでいないのは何故だろうか．太陽や夜空に

光る恒星が自らのエネルギーを生産して光っているのに対し，惑星は自ら光ることのできない低エネルギー星である．惑星は自転しているので太陽の光を受けている面（昼）は熱せられ太陽の届かない面（夜）は冷たくなる．例えば水星の場合，昼は430℃夜は零下180℃となる．金星の大気は約95％が二酸化炭素からなり，表面465℃に達するといわれる．木星，土星などは水素やヘリウムを主成分とするガス惑星である．現在のところ，太陽系の地球以外のどの惑星にも生命の存在できる条件が見つかっていない．

水の循環｜　広い宇宙の中で，地球は太陽からのエネルギーが届くほどよい位置にある．太陽から受けるエネルギーに依存して非常に暑い土地や寒い土地もあるが，地球の平均温度は約15℃で生物の生存に適した温度に保たれている．これには太陽の恵みに加え，海と大気が関わっている．

　海は地球表面の約70％を覆っている．海水は太陽の熱で温められ水蒸気となって大気中で雲となり，雨あるいは雪となって地上に降り注ぐ．地球だけが水が液体，固体，気体の状態を循環する条件を備えている．スウェーデンの水科学者ファルケンマーク（M. Falkenmark）は水が地球あるいは生物圏内の血潮であると述べている．海との間に平衡を保ちつつ形成された大気が，太陽の光の届かない夜にも地上に太陽のエネルギーを蓄え，昼と夜の温度差を少なくする方向に働いている．

　水がなくなれば地球は火星のような星となり生物はいなくなる．二酸化炭素が増えれば地球は金星のような熱い星となりやはり生きられない．ギリシャ神話に登場するイカロスは空を飛べる翼を得て得意になり，太陽に近づきすぎて命を落とした．哀れな姿はどこまでも物質的幸せを追求し二酸化炭素を増産し続ける現代の私たちに重なりはしないだろうか．

2.　生命の誕生

光合成する生物｜　約38-40億年前に最初の生命が誕生したとされる．初期の生命は海で誕生した単細胞生物で，海水中の硫化水素のような物質を取り込んで成長・増殖する原核生物だったと考えられている．やがて水と二酸化炭素と太陽のエネルギーを利用して光合成を行ううらん藻類（シアノバクテリア）が出現し，豊富な材料をもとに増殖し続け，酸素を放出するようになった．20億年

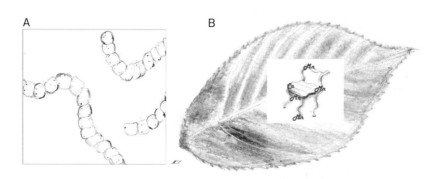

図1-2　A：らん藻（ネンジュモ）—1列につながって生活する10μmほどの細胞．
　　　　B：「ゆがんだ椅子」のような形をした光合成の触媒（タンパク質）

もの昔，シアノバクテリアが光合成の触媒に用いていたのは海底のマンガンやカルシウムなどを含んだタンパク質であった．この「ゆがんだ椅子」のような形をした部分の構造や働きが，現在の科学で徐々に明らかにされつつある（**図1-2**）．

酸素を利用する生物　海水中に酸素が増えると，生物は酸素を利用する手段を持つように進化した．その手段が呼吸であり，二酸化炭素と水から光合成で作った有機物を，今度は酸素を使って効率的に分解してエネルギーとするようになった．酸素のもつ酸化分解作用は一方では生物にとって有害である．生物は酸素を利用しつつ，酸素から身を護るために細胞中の過剰な酸素を無害化する酵素（スーパーオキシドジスムターゼ（SOD），グルタチオン，カタラーゼなど）を備えるようになった．酸素から身を護る手段を持たない嫌気性生物の多くは絶滅していったと思われる．

オゾン層と陸上生物の出現　酸素を取り入れる生物にとって，太陽光線に含まれる紫外線が遺伝子に傷害を与えることは重大な問題であった．生物はその後，約20億年をかけて遺伝子を保護する核膜を備えた真核生物へと進化していく（**図1-3**）．
　生物自体が核膜という手段で紫外線に対応していく一方で，地球環境そのものにも紫外線に対応するような変化が起きた．光合成の結果，海水中に放出された酸素はやがて海水中に飽和し，大気中にも放出されるようになった．大気中の酸素が増えると酸素は上空まで拡がり，地上約25 km付近に達した酸素分子（O_2）は波長の短い紫外線によって分解されて酸素原子（O）となり，酸素分子と反応してオゾン（O_3）を生成した．オゾンは紫外線によって分解されて酸素分子と酸素原子となる．オゾン層はこのような反応の平衡状態の上に作られた（**図1-4**）．オゾン層は紫外線を吸収する性質を持つ．
　オゾン層の形成によって地上に達する紫外線の量が徐々に減少し，陸上でも生物が生存できる環境が整い，約4億数千年前に生物は陸に上陸できるようになった．シダ植物などの緑色植物が地上に繁栄し，光合成によって大量の酸素を放出した（**図1-5**）．

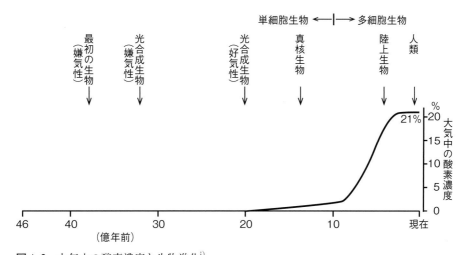

図1-3　大気中の酸素濃度と生物進化[i]

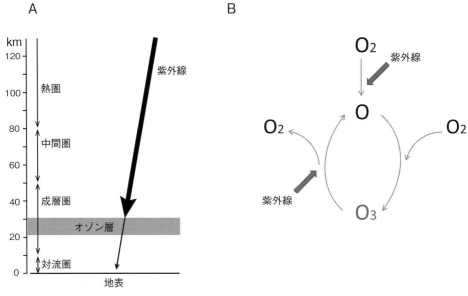

A

B

図 1-4　A：紫外線を吸収するオゾン層[ii]
　　　　B：オゾンの生成と分解[iii]

3.　人間の誕生

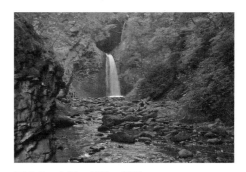

図 1-5　水辺─植物の繁栄

生物の繁栄｜　約 10 億年前，同じ遺伝子を持つ細胞同士が集まって生活する多細胞生物が現れた．多細胞生物は単細胞生物が行っていた分裂や出芽による生殖に加えて，受精による生殖を行うようになった．多細胞生物は光合成をする植物界，光合成をせず摂食によって栄養をとる動物界，さらに菌界を形成し，環境に適応しつつ多様な進化を遂げていった．現在地球上の生物は動物が約 135 万種，植物が約 40 万種といわれる．未知の生物を含めると少なくても 2,000 万種の生物がいるとされる．

人類の進化｜　ゴリラやチンパンジーなどヒトと似ている類人猿は約 2200 万年前に出現した．その類人猿から人類の遠い祖先が分かれでたのは 600〜700 万年前の頃らしい．顔貌がサルに似ていることから初期の猿人といわれる．アウストラロピテクス属は 150〜400 万年前に誕生したとされる．エチオピアで 1974 年に発見された猿人の化石 Lucy は，骨格から身長約 1.1 m，体重 27 kg，骨盤の形から直立二足歩行をしていたと推測されている．猿人の仲間は赤道付近の温かいアフリカで家族中心の小さな集団を作って生息していたようである．

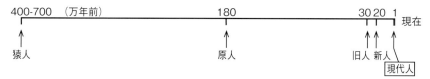

図 1-6　人類の歴史—猿人から現代人の出現まで

4. 自然への働きかけ

<u>火の使用</u>｜　人間の祖先は地球環境の変化に適応しつつ，猿人，原人，旧人，新人，現代人と進化したと考えられている．

　50 万年前に住んでいたとされる北京原人の住居には炉の跡が見つかっていることから火を用いたと思われる．人間の祖先は火を使い身体を温めることができるようになり，生息地を広げてその地の環境に適応していった．北京原人，ジャワ原人などの原人，ネアンデルタール人などの旧人が現れ，約 20 万年前には現代人と同じ種（ホモ・サピエンス）に属する新人が出現した．新人は火を用いただけでなく，様々な種類の石器を駆使して狩猟や採集をしていたらしい．

　約 1 万年前には気候も地形も現在と近いものになり，現代人が出現した．人類の出現から現代人の出現までに人類の歴史の約 99％以上を費やしたといえる（図 1-6）．

<u>農耕と定住</u>｜　人類は米，麦などの植物の栽培を発明し，牧畜も始まり，それまでの移動生活によって食糧を獲得する時代から，自ら自然に働きかけて生産する時代へと移行していった．人々は気候が温かく，水が豊富にあり，生産に適した肥沃な土地に集まって土地を耕し，食料が安定に確保できるようになると，その地に定住した（図 1-7）．各土地に自生している植物からエネルギーを豊富に含む麦，米，トウモロコシなどを大量に栽培した．

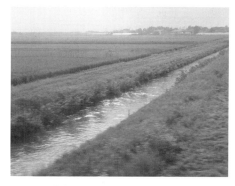

図 1-7　農耕と灌漑

5. 大河と文明の発展

<u>大河の氾濫と治水</u>｜　チグリス・ユーフラテス川やナイル川，インダス川，黄河のような大河は定期的に氾濫し，氾濫後の大地は肥沃になるので流域では農耕が発達した．一方でこれら大河を治水し灌漑を行うことは大変なことで，人々はそのための知恵を絞り協力しあった．やがてこれを管理統制する力が必要とされ，強大な権力が生まれ，社会制度が作られ，国家の形成につながった．

<u>四大文明</u>｜　人々はさらに生産性を上げようと気候や自然，天文について学ぶようになり，河川の氾濫や種まきの時期を知るための暦（メソポタミアの太陰暦，エジプトの太陽暦など）を作った．また測量の必要から幾何学や数学，記録の必要性から文字が発明されるなど，文化が発達し，文明が築かれていった．これらの地域で発展した四大文明（メソポタミア文明，エジプト文明，インダ

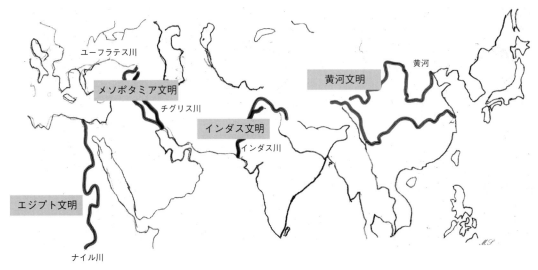

ユーフラテス川

黄河

メソポタミア文明

黄河文明

チグリス川

インダス文明

インダス川

エジプト文明

ナイル川

図 1-8　大河と四大文明

ス文明, 黄河文明) は次第に周辺の地域に広がり融合して更に発展することにより現代に繋がる非常に高度な文明が作り出され, 人類は地球上に大きく繁栄していくこととなる (**図 1-8**).

6. 人間の特異性

二足歩行|　人間に最も近いといわれるチンパンジーとヒトのゲノムを調べると 1.2% しか違わないといわれている. このわずかな遺伝子の違いが人間とチンパンジーの大きな差を作っている.

　人間とチンパンジーでは骨格が明らかに異なっている. 人間はまっすぐに立ち, 二本の足で歩くことができるような骨格, つまり地面に対して垂直な背骨と上半身の重みを支えることのできる盤状の骨盤を備えている (**図 1-9**). 二本足で歩く人間は手で体重を支える必要がなく, 手が自由に使える. 自由になった手で私たちの祖先は道具を作り使うようになった. 手の指の機能の分化も進み, 親指が他の 4 本指と対向的に並んでいることは物を握ったり動かすのに便利である. 一方, 足の親指は他の指と並列に並んでいるので物を掴むには適さないが重い体重を支えて歩くのには有利である. サルでは足の親指は短いが他の指と対向して並ぶために物を握るには適しているが, 長時間直立二足歩行をするのには適していない.

思考する人間|　手の指を使った微細な動きは, 手の指先を支配する脳の発達を促した. また直立二足歩行により広い視野を獲得したことも環境への適応能力を

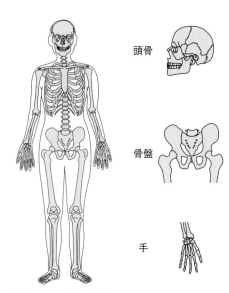

頭骨

骨盤

手

図 1-9　ヒトの骨格

高め，脳の発達を促したものと考えられる．脳の中でも発生学的に新しい大脳新皮質が著しく発達した結果，言葉の理解や組み立てなど様々な機能が分担されるようになった．直立姿勢によって発声に関与する咽頭や口腔部分が広がり，音の共鳴が容易になり，複雑な音声の調節も可能となった．こうして人間が獲得した高度な言語機能は他の動物に真似することができない．大脳新皮質の中でも発生学的に最も新しい前頭葉，とくに前頭連合野が著しく発達した結果，人間は思考する手段をも獲得した．こうした人間の特異性が文明の構築を可能にしたと思われる．

7. 生態系のバランス

命の循環｜「万物は土より生まれて土に帰る」との言葉が示すように，人間だけでなくすべての命は地球上の成分を材料として生まれ，生を終えてまた地球に帰るという命の循環を繰り返している．

　生物圏では植物が太陽のエネルギーを基に二酸化炭素と水と無機物から作り出した有機物を，動物が栄養源とし，またある動物は動物をも栄養源として酸素を使って生きている．微生物は植物や動物の死骸や排泄物などを分解して栄養とし，二酸化炭素や無機物を作り出す．このように動物，植物，微生物は互いに関係しあいながらバランスを保って生きている．

生態的ピラミッド｜　食物連鎖で繋がっている生態系において，植物（生産者）は草食動物（第一次消費者）や肉食動物（第二次消費者），大型肉食動物（第三次消費者）のエネルギー源となる．各栄養段階の生物を個体数や生物量，エネルギーの生産力で比較すると，一般に生産者が最も多く，第一次，二次，三次消費者の順に減少する．この関係は生態的ピラミッドといわれる（図1-10）．

　人間も生態的ピラミッドの中で生きている．人間が植物（穀物）だけを食べて生活するのに比較して，肉食を中心とする食生活ではそのおよそ10倍の穀物が必要と推定される．その理由は，た

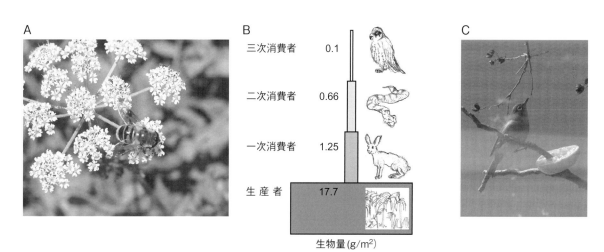

図 1-10　A：命の循環—植物と動物の共生
　　　　　B：生態的ピラミッド—生産者と消費者（生物量の数値[iv)]）
　　　　　C：庭の小鳥—動物と人の共生

とえば1 kgの牛肉，豚肉，鳥肉を作るためには，穀物はそれぞれ10 kg，4 kg，2 kg必要だからである．肉食を中心とする先進国では約8割の穀物が家畜の飼料として用いられている．

8.　生物界に生きる人間

人間と植物　人間は農耕を始めて以来，植物を栽培して食料を得るようになった．文明が発達するにつれて植物を燃料，住居，紙，衣服，薬品などの原料として用いるようになった．さらに太古の植物の死骸である石炭や石油をエネルギー源として使うようになった．近年開発されたセルロースナノファイバー（CNF）も植物の細胞壁を原料とし，鉄の1/5の軽さで5倍以上の強度，非常に細い繊維で耐熱性にも優れ，夢の素材として自動車部品や電化製品などへの応用が進められている．リグニンとよばれる樹木成分をエネルギー源などへ再利用する試みもある．

人間と動物　人間は古くは狩猟や漁労によって食糧を得ていたが，動物を家畜化することによって持続的に食糧を確保できるようになった．動物の肉，ミルク，卵などの食用としてだけでなく，毛皮や皮革，羽毛，羊毛などが衣服の材料に利用された．家畜の用途はさらに広がり，農業用家畜，愛玩動物，コンパニオンアニマルとしても用いられている．野生動物は乱獲され，家畜や外来種に追われ，棲みかである森林が大規模に破壊されるなどして，その数は急激に減少している．

人間と微生物　顕微鏡でしか観察されない生物を微生物とよぶ．微生物には細菌類やらん藻，ウイルス，原生動物，藻類，地衣類，菌類などがある．微生物は空気中，水中，土中，生物の身体など様々な場所で，好気的呼吸や発酵のような嫌気的呼吸，光合成など様々な方法でエネルギーを獲得している．人間と微生物の関わりは実に多様である．

9.　生活と文化

　人間は高度に発達した脳を使って自然環境に働きかけ，生活しやすい環境を作ってきた．寒さから身を護る衣服や，十分な食物を持続的に手に入れる方法を工夫し，敵から身を護り安心して過ごすことのできる住居を作り，世代から世代へと伝えてきた．またエジソンの発明した電気が人々の夜間の生活を可能にしたように，だれかが何かを発明すると，沢山の人々の生活はその影響を受けて様々に変化する．

衣文化の発展　スペインのレバント地方に存在する岩壁画によると，紀元前8,000年〜3,000年頃すでに男性はズボン，女性はスカートらしいものを纏い，腕輪もつけていた．15世紀のイタリアの画家ボッティチェリによる「ビーナスの誕生」の絵にあるベールや，11世紀の紫式部による源氏物語の絵巻物にある十二単衣などからは，人間が衣服によって究極の美を映し出そうとする姿が伺われる．また法王の僧衣やイスラム教徒のベールのよう

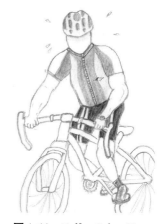

図1-11　スポーツウェア

に宗教心を表すもの，スポーツウェアのように運動を容易にするもの（図1-11），礼服のように社会的習慣を表すものなど，衣服の役割は実に多様である．

食文化の発展｜ 食べることは人間を含む動物の最も基本的な行動であり，そのために私たちには食欲や空腹感，消化器官や代謝器官など食物を体内に取り込み必要な物質を細胞に届けるための様々な仕組みが備わっている．人の文化は食べる本能に基づいて発展したともいえよう．人類は米，麦などの栽培を機に栽培に適した場所に定住して文明が発展した．人類は一方では火を使って肉や魚を保存する方法を獲得し，食料として家畜を繁殖させた．紀元前後のローマで既に食物の長期保存のために塩が利用されていたという．世界の各地で様々な食物の取得法，配分法，貯蔵法，料理法，食事の習慣ができ，食文化として伝えられた．食文化はさらに香辛料などの貴重な食品を求め，危険を冒して航海に出た人々によって遠方の地域へも広められた．18～19世紀にかけて食物の役割や栄養についての学問が発達し，栄養学として発展した．

住文化の変遷｜ 人も動物も厳しい自然環境の中で暮らしている．風雪を凌ぎ外敵から身を護るために，動物の多くは巣を作る．蜘蛛が巣の糸を張り，ミツバチが幾何学的模様の巣を作るのは本能であり，動物の子孫はその本能に従って何千年もの間，同じ形の巣を作り続ける．人間は住居を作る技術を習得して子孫に伝える．

日本では縄文時代のものと思われる竪穴式住居の跡がみつかっている．縄文時代の遺跡は今も各地で採掘され歴史を塗り替えている．その頃の人々は水はけのよい大地に住み狩猟生活を送っていたらしい．弥生時代になり農耕が始まると低湿地に生活の場を移し，作物を蓄えるために高床の倉を作った．その後時代とともに人々の生活にあわせた形の住居が作られ現代に至っている（図1-12）．

住居の持つ基本的な機能は，①動物，自然環境などから身を護る ②家族が安心して社会生活を営む ③身体的，精神的，社会的に健康な生活を営むことである．このうち③の身体的に健康であるためには清潔，精神的に健康であるためには安らぎ，十分な睡眠，家族との良好な関係などを持

A
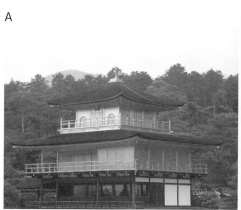

B
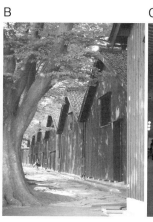

C
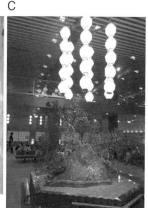

図1-12　A：室町時代の建築—金閣寺
　　　　B：自然の中に佇む建物—酒田の米蔵
　　　　C：近代建築—ホテルオークラ旧本館のランタン

てる環境が重要である．社会的に健康であるためには利便性や安全性が重要である．①②③のような住居の基本的な機能を満たすには，その土地の湿度・雨量・気温・四季の寒暖差などの気候，土地に適した木材・石材・土材などの建築材料，住む人間の生業形態，社会的・文化的要因を配慮する必要がある．

10. 変化する環境

　私たちが住む地球は近年急速な変化を遂げてきている．変化の原因の多くは人類が作り出しているといっても過言ではない．後に続く人類が満足して充実した人生を送ることができるためには，私たちはどう現在の地球環境に対応し，改良を加えていくべきなのだろうか．人々が最新技術を用いて解決に向けて取り組んでいる具体的対応を数例述べてみたい．

人口増加｜ 急速に増加している世界人口のもと，衣食住，中でも食料不足が大きな問題である．大河の傍で発展した農耕のシステムだけでなく，水耕システムなど新しい食物製造法が開発され始めている．漁業では海を泳ぐ魚に頼るだけでなく養殖漁業が進んでいる．住居では空間の利用による高層住宅の建設が進んでいる．人間が生み出すごみ問題は深刻である．ごみの廃棄場所を探しても地球にごみが貯まることは解決できない．ごみの再利用に加えてごみを作らない製品の開発が進んでいる．

高齢化社会｜ 医療の進歩により多くの病気が克服され，人間の寿命は遺伝子で決められた最長寿命に近づいている．現在の高齢者に与えられた課題は死に至るまで身体的，精神的，社会的健康を保ち，自立した生活を送ることである．自立支援や介護を支援するロボットが開発されつつある．

経済発展と気候変動｜ 人類の生活レベルはエネルギーを使用して，これまでにないような快適な生活を営むことができるようになった．その代償として地球温暖化が進んでいる．世界のすべての人が環境悪化をもたらす要因を学び，対策を共に考える時期に来ている．経済成長が世界をバラ色にするという考え方を見直し，新しい幸せのあり方が求められている．

自然破壊｜ 地球は46億年をかけて現在の自然環境を作り出した．地球の長い歩みが創り出した美しい自然環境の中に出現した人類が，人類の歴史の99％を費やして進化した結果，生まれた現代人はわずか1万年の間に，しかも最後の100年間で大きく自然環境を破壊してきた．今，人間が破壊した自然環境を取り戻すために森林の保護など様々な力が注がれ始めている．

ガイア仮説｜ 1960年代にイギリスのラブロック（J. Lovelock）は，地球を自己調節能力を持ったひとつの生命体（有機体）であるとみなす説を発表した．この仮説はギリシャ神話の大地の女神に因んでガイア仮説と名付けられた．地球の大気は，その長い歴史を通じて様々な激しい変動に耐えながらも維持されてきた．これは地球がフィードバックによって恒常性を保つ自己調節システムを有しているためと考えられる．現在では地球を，生物相と，海洋，大気，地殻やマントルとの相互作用を考慮に入れた一つのシステムとしてとらえる概念が普及しつつある．

A
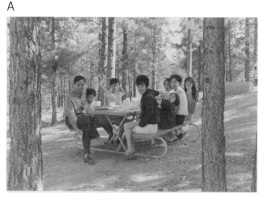

B
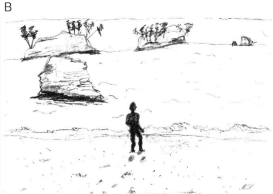

図 1-13　A：森で食事を楽しむ人々
　　　　　B：海辺で未来を想う昔の人

地球の健康　一人一人の人間は変化する地球環境の中でどのように生きるのだろうか？

　人間は自らの健康を保つために，発がん性物質を避けたり生活習慣を改善したり，様々な努力をしている．地球の健康を保つために，温室効果ガスの排出抑制や森林保護などに努めることも，自然な行いであると考えることができる（**図 1-13**）．

東洋科学の視点から　東洋医学的思想では人間の身体には生命活動のエネルギーのもととなる「気」が宿っており，「気」が満ちていれば人間は健康であり，「気」が失われれば人間は病気となり死によってその存在を終え，「気」は生殖により子に受け継がれる．

　自然界は大宇宙，人間の身体は小宇宙といわれる．大宇宙にみられる木，火，土，金，水，の5要素を人間の身体に当てはめると肝，心，脾，肺，腎の五臓となる．木は肝で生理物質を全身に順調に移動させる．火は心で血を循環して心をつかさどる．土は脾で飲食物の消化吸収を調節する．金は肺で大気から清気を吸い込み，濁気を出す．水は腎にあたり水分調節をすると共に生殖のためのエネルギーを貯蔵する．

　心と身体は密接につながっており，切り離して考えることはできないとする心身一如の思想に基づいて身体と心を診る場合，肝は怒り，心は喜び，脾は思い，肺は憂い，腎は恐れを制御する．東洋医学で古代から受け継がれている思想は現在に至るまで人間の身体の観察に有用として用いられている．

第2章
人間らしさの発達

＜学習のポイント＞

●人間は弱い存在として生まれ，周囲の助けによってゆっくりと成長する．心身の発達は基本的には遺伝子によって決められているものの，環境の影響を大きく受ける．

●人間の一生は誕生・成長・発達・成熟・老化・死の過程を辿る．骨，筋，内臓などの一般的な器官と脳や生殖器官では，その成長・発達過程が異なる．脳の発達過程では特に乳幼児期の愛着が重要である．思春期や更年期の身体変化は心に大きな影響を与える．

●脳の高次機能を反映する人間らしさは生涯発達しうる．

> キーワード：ライフサイクル，遊び，感性・知能，感覚・運動機能

1. 人の一生

ライフサイクル　すべての生物がそうであるように，人も命を次世代に繋いでいく．1個の受精卵が発達していく過程は，あたかも何億年という長い年月を経て，人類が単細胞から進化してきた過程を辿っているかのようである．

　誕生によって突然外界に放り出された新生児は，酸素を自分で取り込むためにまず呼吸を始める．しかし呼吸以外のすべての事は親に助けを求めない限り生きていくことができず，積極的に人

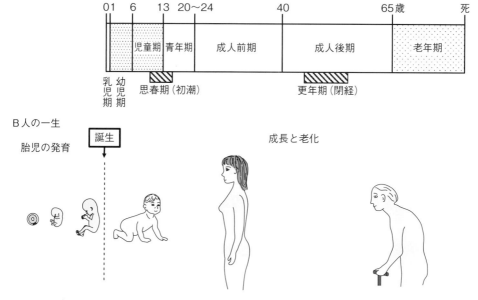

図 2-1　A：ライフサイクル　B：人の一生

と関わりを求める．初めのうちは泣いて要求を満たそうとするが，やがて微笑みによって養育に当たる人に喜びと楽しさをもたらす．成長とともに働きかける範囲を広げ，祖父母，兄弟姉妹，従兄弟など身近な人たちから保育所や学校などに人間関係を広げ続ける．そして自立するまでの間を他人の助けによって過ごし，次第に多くの人との間に愛や信頼を築きながら自己を確立していく．

　新生児は遺伝子の指令に従って身体の各部位が形態的にも機能的にも発達する．骨，筋肉，内臓などの器官の発達に合わせて，体重，身長などが発達する．人間の一生は成長に応じて乳児期（0〜1 歳半），幼児期（1 歳半〜6 歳），児童期（6 歳〜13 歳），青年期（13 歳〜20 ないし 24 歳），成人前期（20 ないし 24 歳〜40 歳前半），成人後期（40 歳前半〜65 歳），老年期（65 歳以上）などに分けられ，これをライフサイクルという（**図 2-1**）．高齢化社会に伴い，老年期は前期高齢期（65 歳〜74 歳）と後期高齢期（75 歳以上）に分けられ，超高齢期（90 歳以上）など新たな呼び名も検討されている．

性の決定｜　卵子および精子が形成される際には，減数分裂により卵子は常染色体 22 本と X 染色体 1 本を持つ．精子は常染色体 22 本と X 染色体 1 本を持つものと，常染色体 22 本と Y 染色体 1 本を持つものが 50％ずつの確率で生じる．卵子と精子が結合すると性染色体が XX あるいは XY の組み合わせになるものが 50％ずつ生じる．XX を受け継ぐと女性になり，XY を受け継ぐと男性になる（**図 2-2**）．

性のライフサイクル｜　誕生時，子はすでに卵巣あるいは精巣という異なる生殖腺を備えており，この特徴を第一次性徴という．生殖器官は身体の一般的な成長と異なる過程を辿る．乳幼児期，生殖腺は活動を休止し，児童期の終わり頃急速に発達する．生殖腺の発達に沿って生殖器官が発達する．生殖器官の変化に応じて性のライフサイクルが生じる．性のライフサイクルで特に顕著な時期に思春期と更年期がある．思春期は性ホルモンの分泌が高まる時期，更年期は女性の場合，性ホルモンの分泌が減少して卵巣寿命の終わる時期に重なる．

　身体内部ではライフサイクルに伴い多彩な変化が起こる．その変化は無意識のうちに身体内部で

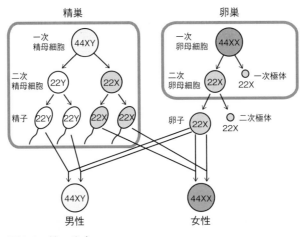

図 2-2　性の決定

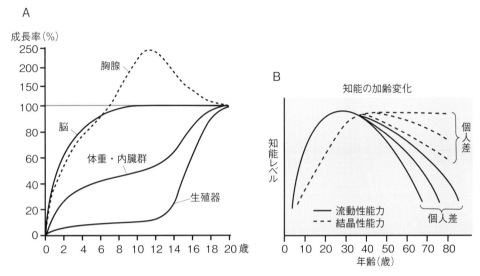

図 2-3　A：器官ごとに異なる成長
　　　　B：流動性能力（新しい環境に適応する際の能力）と結晶性能力（学習や経験に基づ
　　　　　く能力）の生涯変化（柄澤秀昭[i]に基づく）

処理される場合もあるが，心理的変化として現れる場合も多い．特に身体的変化が大きい思春期や
更年期には身体内部の変化が心理的変化に大きな影響を与える．

各器官の発達パターン｜　人の身体の発達過程は器官ごとにパターンが異なる（**図 2-3**）.
　脳神経系の重量は生後急激な成長を遂げ，6歳頃に成人の約90％まで発達する（神経型）．骨格，
筋肉，内臓等の重量は体重や身長とほぼ同じで，出生後と思春期に急激に発育を示すS字型を描
いて増加する（一般型）．生殖器官は児童期まで低く思春期に急激に増える（生殖型）．リンパ系は
思春期に急激に増えその後徐々に減少する（リンパ型）．各器官の機能はほぼ重量と比例して発達
する．ただし脳は例外で，重量と機能の成長が一致せず，繰り返し使うことで神経回路が形成され
機能が発達する．

2. 乳幼児期・児童期

乳児期｜　体重，身長，内臓，感覚，運動機能など，身体が
劇的に発達する．特に脳の発達が著しい．精神的にも快や不
快，怒りや恐れ，愛情，喜びなどの感情が段階を追って徐々
に生じ分化する時期でもある．両親など身近な人に対して愛
着を形成し，その過程で信頼感も育つ（**図 2-4**）．自分が愛
されているという信頼感の中で乳児は安心して外界に興味を
持ち，探索し，行動範囲を広げるとともに他者に興味を持
ち，他者を愛し，他者をいたわるなどの感情が発達するきっ
かけが芽生える．

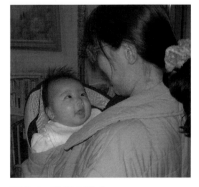

図 2-4　愛着の形成

幼児期 幼児期は豊かな感性が育つ上で最も重要な時期である（**図2-5**）．自分のしたいことがはっきりしてくると，自己主張をするようになる．してはいけないことをしない，あるいは他人の言うことを聞くといった自己抑制も年齢とともに育つ．この時期に社会的なルールを教え，しつけを行う必要性がある．子どもの自己主張と親しい養育者との間のしつけとが相反する方向をとることがある．その結果，子どもの第一次反抗期が現れる．4歳頃には物事を習得する欲求が強くなり自分ひとりで物事をしたがるようになる．う

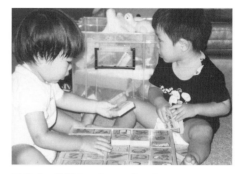

図2-5 幼児のコミュニケーション

まくいくことで自信や自立感，失敗することで羞恥心が育つ．失敗時に周囲が批判したりすると，過度な場合には自信が持てなくなり，新しいことに取り組まない子になってしまう．この時期，性別を理解できるようにもなる．続いて性的役割の理解，同性の親との同一視，性の好みの確立へと発達していく．親の持つ性的役割基準や性の価値観に大きく影響を受ける．

児童期 児童期（学童期）は感情・思考・身体機能などが安定に発達する時期である．小学校で教育を受け始めるが，学校や家庭での成功や失敗を通して勤勉性や努力することを学ぶ．失敗の経験が過度な場合に劣等感が生じてしまうことがある．学校での教育が知的面に偏重すると感性に対するバランスを欠くことになりかねない．注意深い教育，特に家庭内での親しい養育者による愛情が欠かせない時期である．社会性は小学校に行くと急に発達し，学校の仲間から大きな影響を受ける．

交友範囲は年齢に伴い変化していく．初めは好感や愛着による繋がりが主であるが，やがて信頼や尊敬，共鳴などの結びつきが強くなっていく．異性への関心が強まる反面，接し方がわからず，興味からくる周囲の冷やかしなどが要因となって男女が反発しあう時期でもある．

3. 心の発達

愛着形成 人間は非常に弱い存在として生まれる．特に生後1歳半までの乳児期は生きることのすべてを養育者に頼らなければならない．この時期，乳児といつも授乳や排泄などの世話をする人（多くの場合母親）との間に強い心の絆が築かれる．乳児と母親または養育者との間にできあがる心の絆を愛着 attachment という．愛着とは「ある特定の人またはものに対して，情緒的に強い結びつきを形成すること」である．愛着が乳児に形成されると，乳児は愛着を示す行動をとる．この行動は愛着行動とよばれる．乳児期における母親または養育者との間に生じる愛着の形成は，子どものその後の対人関係の発達の基礎になるといわれている．

愛着行動は生後2〜3か月頃から，母親や周りの養育者に向けて泣く，微笑むという行動で始まり，次第に特定の人（多くは母親）の特徴を弁別し，後追いや抱きつきによって親密な関係を示すようになる．愛着行動は2〜3歳頃までが最も著しい．愛着対象の形成による安心感を基礎に，認知能力の発達に伴い，親や養育者以外の仲間と広く関わりを持つようになる．

雛鳥は孵化直後，最初に出会った対象（親鳥または親から離された場合は人間でもよい）の後を

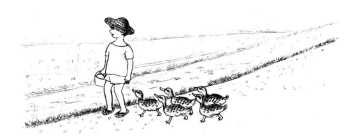

図 2-6　アヒルの刷り込み行動[ii]

ついて歩く（**図 2-6**）．刷り込みとよばれ，コンラート・ローレンツ（K. Lorenz）によって 1930 年代に見出された．刷り込みは発達の非常に限られた時期に学習される行動パターンで，この時期を臨界期という．人の乳児にみられる愛着行動も刷り込みと同じように生得的に備わっている基本行動の一つといわれている．生得的な愛着行動は脳の高次機能の発達とともに次第に社会的行動に発展するものと考えられる．

触刺激と発育｜　視覚や聴覚の発達が十分でない新生児期，触刺激が心や身体の発達に大きな影響をもつ．添い寝やおんぶといった日本に古くから伝わる習慣は子どもの触刺激を満たしており，新生児に心地よいものである（**図 2-7**）．

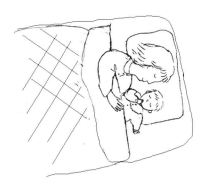

図 2-7　添い寝　日本の育児習慣

　ヴィマラ・マクルアー（V. McClure）はインドの孤児院で働いていた 1973 年，年長の子が幼子をマッサージする姿を日々目の当たりにし，幼い頃の肌の触れ合いが思いやりに繋がると気づき，新生児のためのマッサージを提唱した．ティファニー・フィールド（T. Field）は未熟児の全身を手で擦る刺激を続けたところ，体重が増え病院からの退院が早まったことを 1986 年に報告した．タッチ・セラピーは不安やストレスを軽減し，癒しの効果があるとされる．

感性や知能の発達｜　喜怒哀楽などの感情は，通常はそれに伴って発汗や心拍数の変化，涙が出るなど生体の反応が現れるので，そうした生体反応を含めて情動あるいは情緒という．言語の発達していない子どもでは"気持ち"を聞くことは難しいが，身体の症状から"気持ち"を知ることができる．ただし新生児では情動は未熟であり，空腹時や暑さ寒さなど不快な感情を泣き声で示したり満腹になると満足の状態を示す程度である．2 か月頃から相手の顔を見て微笑むようになり，その後不快の感情から怒り・嫌悪・恐れ・嫉妬が，快の感情から愛・得意・喜びが順に分化し，2 歳で 11 種の感情に分化する．感情は大脳の機能の発達に伴い，認識と関連しつつ分化する．5 歳までには快は希望へ，怒りは羨望や失望へ，恐れは不安や羞恥へ分化し，成人と同じ感情に分化するといわれる．

　①　**感性**：感性とは「花を見て美しいと感じる」「虫の声に聞き入る」「美しい音楽を聴いて涙を流す」のような心に感じる気持ちをいう．人間の感性は動物に比べて著しく高度である．感性を

持っているため，人は心，社会，自然の中の美しいものと美しくないものを感じ分けることができる．人の美しい心と行動，自然の美しさなどは，人間の感性に触れて人間に生きる喜びを与える．効率を求められる集団社会生活の中で生きる気力を失いかける時も，美しいものへの感動が生きる喜びのもととなる．

　感性は人間個人にとって生きる原動力となる意味でこの上なく大切であると同時に，人間と環境，あるいは人間と人間を結ぶ最も大切な絆となる心の働きである．

　② **知能**：知能は経験が増えるに伴って年齢とともに発達していく．乳幼児期の初めは模索的に試行錯誤を繰り返すことにより問題を解決しようとするが，この試行錯誤の記憶から徐々に見通しを立てられるようになる．5歳頃から積み木問題や絵画配列などの動作性の知能が先に発達し，その後単語問題や一般的知識や理解などの知能が発達してくる．

　③ **言語**：言語は人間が人為的に作りだした記号なので，幼い時から徐々にこれを習得していくことになる．脳の発達に伴い，最初は意味のないただの発声が，次第に何かの要求を示すなどの意味をもつようになる．個人差はあるが，早い子では生後10〜11か月頃からママやパパなど，実際に意味のある言葉が発せられるようになる．さらに言語と事象の間の関係を理解するにつれ語彙が増え，1歳半〜2歳頃には急激に増加する．2歳頃から簡単な文も作れるようになり，文法，語彙などの習得が進み文の種類も増え，3〜4歳頃には表現方法の発達が一段落する．

　④ **記憶**：記憶を時間的な側面からみると，最初に感覚性情報として0.5秒以内脳の中に留まる感覚記憶，その後数分間留まる短期記憶，数分から数年または一生涯持続する長期記憶に分けられる．感覚記憶と短期記憶の絶対量は，遅くとも5歳までには大人のレベルに達するとされている．ただし記憶の保持に重要な脳の海馬が未発達なため，5歳頃までの記憶は失われやすい．漢字を憶えたとしても繰り返し使わないと忘れてしまう．

4. 感覚・運動機能の発達

外界の変化を感じる力｜　新生児が空腹になると泣き，抱っこされると安心して眠る事実などから，感覚系が早くから発達していることが理解できる．触覚は出生前の胎生期から生じている最初の感覚で，出生後さらに発達していく．

　聴覚は胎生期にすでに働き始め，胎内で母親の血流の音や母親の身体の外部からの音に反応できる．胎教として音楽を聞かせようとする試みも行われる．新生児は音に敏感に反応する．生後3か月頃には音色も区別できるようになるらしい．7か月頃には音楽を好んで聞く態度を示す．4歳頃には成人と同程度の聴力を備えるに至ると考えられる．

　視力は生後2週間頃の新生児で0.03程度と非常に弱いが，2歳を過ぎる頃には成人とほぼ同じくらいに発達する．色覚は出生時にはまったくないが，生後3か月頃までには赤と緑の違いが分かるようになり，6か月を過ぎる頃には黄赤緑青の区別ができるようになる．注視は出生後まもなくできるようになり，母親の目を見つめるようになる．2か月を過ぎた頃から水平方向の追視が可能となり，4か月以降，水平方向以外にも様々な方向への追視ができるようになる．

外界に働きかける力｜　脳機能の発達に伴い，首が座る（3〜4か月頃），一人で歩く（1歳頃），走る（2歳頃），と次第に運動機能が発達する．3〜4歳頃から外界の変化に対応する運動能力が発達

し（**図 2-8**），5 歳頃に急激に向上する．この頃までの運動は多種類の運動を安全確実に行えるように試行錯誤を繰り返すことが大切である．筋力は男女ともに15〜20 歳頃まで急速に伸びてピークに達し，その後徐々に低下する．

　運動機能も知能や記憶などと同様に幼少時から発育に応じて適切に，そして積極的に使うことによって順調に発達する．逆に使わない神経回路や使わない骨格筋は漸次機能が低下する．その例として運動機能の発達に対するトレーニングの効果があげられる．トレーニングの効果は思春期に最も著しいが，年を取っても成長期ほど目立たないものの効果がある．

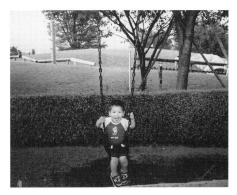

図 2-8　心身の発達—見守られながらぶらんこを楽しむ子ども

5.　遊びが育てる力

子どもの遊び｜江戸時代の浮世絵には子ども達が，かごめかごめ，鬼ごっこ，かくれ鬼，面子，鞠つきなど，様々な遊びを楽しんでいる姿が描かれている．日が暮れて夕食の支度ができるまで外遊びに興じる子ども達の姿は，20 世紀までは家の周りで日常的にみられていた．遊びは子どもの仕事といわれるように，子ども達の心身の発達にとって非常に有効であり重要である．走ったり跳んだりすることにより体力と運動能力を身につけ，転んで怪我をすることによって危険や痛みを学ぶ．ルールのある遊びや勝敗を通して他人との関わり方を身につけ，大きい子は小さい子をいたわるなどの役割分担を学び，小さい子は大きい子を観察して約束事を学びとる．また自然との触れ合いは情緒の発達に重要なだけでなく，免疫力を高める働きもある．

スマホ依存症｜今世紀に入り大都会のみならず，日本中で子どもの遊ぶ姿をみかける機会が減っている．子どもの数が減少しているのも一因だが，それにも増してスマートフォンや SNS が目まぐるしい勢いで子ども社会にも浸透し，外遊びに代わってオンラインゲームに熱中する子どもも多い（**図 2-9**）．ゲームに興じるあまりゲームをしないと落ち着かない，ゲームをする時間を自分でコントロールできないなど，ゲーム依存症に陥る子どもは中高生に限らず小学生でも増えている．WHO は 2018 年にゲーム依存症をギャンブルや薬物と同様な疾病の一つと指定している．

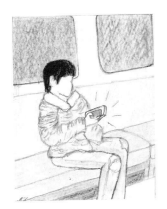

図 2-9　電車でスマホをする人

スポーツの意義｜日本の子どもの体力・運動能力調査によると，1975 年頃までは体力の向上傾向がみられるが，1985 年以降は程度の差はあるものの体力の低下傾向がみられる．特に立位体前屈，走り幅跳び，ボール投げの低下傾向は顕著である．こうした現状の中，体力作りをさせたいあるいは社会性を身につけさせたいなどの理由で親が子どもにスポーツをさせるケースが増えている．大人が指導するスポーツ少年団，クラブチームなどに多くの子ども

が参加し，スポーツ種目もマスメディアが取り上げる野球やサッカー，水泳などが流行っている．スポーツの原義は「気晴らし」とか「遊び」を意味している．かつて子どもがスポーツを行う理由としては「スポーツが好きだし楽しいから」「友達と一緒に過ごしたいから」という回答が多かった．指導者や保護者が試合の勝敗など結果に固執するようになるとバーンアウト（燃え尽き）症候群を生じさせ，結果的にドロップアウトしてしまい，二度とスポーツをしたくないという子どもを生むこともある．

6. 思春期

第二次性徴　思春期とは生殖器が発達して生殖が可能になる時期をいう．児童期後半から青年期前半にまたがる．

　思春期へ入る年齢は個人差があるが，女児で10歳頃，男児で12歳頃から始まる．この時期には性ホルモンの分泌が著しく増加する（**図2-10**）．性ホルモンは生殖器を発達・成熟させる．女性では乳房の発達や骨盤の発達など，男性ではひげ，声変わり，筋肉の発達などの変化が起こる（第二次性徴）．また成長ホルモンの分泌も高まって身長の伸び，脂肪の増加，顔の表情など種々の身体部位の発達も進んで，次第に成人的特徴を呈するようになる．

心理的変化　心理的には異性に対する関心が高まり，また親から距離を置きたがるなどの変化を示す．個人ごとに起こる思春期の成長スパートは著しく，仲間と異なる自分の姿に困惑することも多い．

　女性では思春期に月経が始まるが（初潮），その発来やその後の正常な月経周期の維持の上で最も重要な因子は，体重や体脂肪を一定以上備えることである．脂肪の体重に対する比率は女性が男性の約2倍である．母体が出産や授乳に必要なエネルギーを提供しうる条件が，妊娠の前提になる．

　思春期の自立葛藤やストレスに痩せ願望が加わると，摂食障害を発症する原因となる．摂食障害には神経性食思不振症（拒食症）と神経性過食症があり，どちらも若い女性で増加している．摂食障害は女性ホルモンの産生や代謝に影響を及ぼし，月経異常を招くことがある．早く原因を除去すれば月経異常は回復するが，障害が長期に渡ると将来的に不妊などの障害が残り得る．

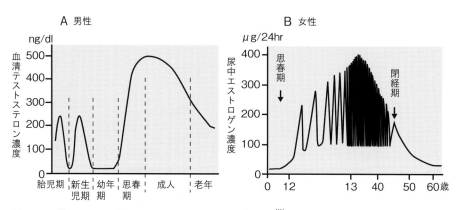

図2-10　性ホルモン分泌のライフサイクルに伴う変動[iii)]

　思春期の身体変化の大部分は，身体の成熟を受けて脳が活性化し，生殖可能な身体状況を整えるための健康的な変化である．性的衝動や性的興奮が生じたりすると自分を制御できない不安から情緒不安定になりやすい．このような心の変化はすべて成長の過程で，最も不安定な時期に起こる健全な現象である．

7.　青年期

自我同一性の確立｜　身体は飛躍的に成長し，身長体重など個人の最高に達する．垂直跳びで跳べる高さや最大スピードなど運動機能も最高に達する．性ホルモンが脳に作用し，異性に対する興味や性欲が最も高まる．芸術やスポーツ，学問などに熱中する時期でもある．

　心身ともに大人になったつもりになるが，社会的には大人として認めてもらえず反抗的になる．一方，社会で独立的行動を起こすには不安があり，生活面で大人に頼らざるをえないことを認めている．

　青年期は自我同一性確立の時期である．自我同一性とは「自分とは何か？」「自分はどのような人生を過ごそうとしているのか？」などの自分を社会の中に位置づける問に対して自信をもって肯定的な答えを見出すことである．青年期にはその答を見出せるようになる．答えが自分で見出せず，自分が分らなくなり，自分に対して混乱が起きることを自我同一性の拡散という．自我同一性の拡散から立ち直って自我同一性の確立に向かうことが大切とされる．

創造の楽しみ｜　他のすべての動物と同じように人は生きるために呼吸で酸素を得，食物を摂ってエネルギーとしている．古代から人はそのような日常の中で様々な工夫を凝らして道具などの新しいものを創造し，それを継承し楽しんできた．

　音楽を例にとってみても歌う楽しみ，創る楽しみ，演奏する楽しみなど，実に多彩な楽しみ方がある．歌には民族ごとの生活が反映されている．日本では稲作をしながら歌った田植え歌，石炭を掘りながら歌った炭坑節，大漁を祝ったソーラン節など，生活の中から生まれた歌が人々の間に広まり楽しまれている．

　中世には宗教の普及につれて生活の中で教会活動が中心となり，祈りの曲が作られた．人々はより荘厳で美しい曲を創る努力を重ねたであろう．曲を奏でる様々な楽器が開発され，より繊細な音を奏でる楽器が作られ，それを楽しむ文化が生まれたと思われる．

　人は生活の中で文化を創り身体の動きに反映させ，五感を磨いて楽しんできたのだろう．

8.　成人期

成人前期と共感性の確立｜　成人前期と後期を通じて身体機能の成長はほぼ止まり，ある機能はむしろ低下し始める．例えば速く走る，速く泳ぐなどの運動機能は青年期に完成し，その後個人差はあるもののゆっくりと衰退に向かう．

　この時期社会に出ると，親からの経済的独立，異性との関係，仕事の責任と能率の要求，仕事仲間との人間関係，結婚や家庭，子どもの誕生，育児，新しい家族関係など，人間生活の基本的パターンのすべてが起こりうる．

　成人前期には利己的な部分を抑えて相手に理解を示すという親密性が発達する．親密性が発達しない場合には孤立が目立つようになる．「自分とは何か？」「自分の進むべき道はどこか？」といった青年期の自我同一性の考え方が確立していると他人を思いやる親密性の発達が可能となる．

成人後期と個人の成熟｜　成人後期になると生活や仕事で満足するばかりでなく，自分の意に反することも起こりうる．例えば仕事に対する苦しみ，野心，挫折，不満足などである．

　社会的には自分の欲しいものはほとんど手にする可能性がある．ただ人間の欲望には限りない部分があり，手にすればするほど次のものを欲しくなる．例えば仕事で昇進すればその上を望む．子どもが良い成績を取るとさらにその上を望む．現実には望みや欲求は思うようにはならず，思い悩む場合もある．

　成人後期後半になると，体力の衰え，知人の死を通して死を考えるようになる．死に対しても肯定や否定など矛盾した考えに悩むことも多い．

9.　女性の更年期

閉経と身体の変化｜　加齢により男女ともに生殖器の機能は低下し，脳から分泌されるホルモンに対して生殖器は反応しにくくなる．女性の生殖機能は 20 歳代をピークに 30 歳代以降徐々に低下し，45〜50 歳頃から月経周期が不規則となり（更年期），やがて月経がみられなくなる（閉経）．閉経後は卵巣の機能が低下し女性ホルモンの分泌が徐々に減少するので，乳腺や生殖器の萎縮が起こる．また骨の吸収が進み骨粗鬆症になりやすくなる．

心理的変化｜　初潮が突然現れるのと違って閉経は月経の周期的な乱れとして始まり，徐々に閉経へと進む．この時期，女性は性役割の限界や人生の後半に差し掛かったことを自覚する．自分の人生を理想ばかりでなく現実に照らし合わせて再思考する時期でもある．更年期には女性ホルモンの身体各器官への影響が急激に低下する．身体の調節系が変化し，熱感や多量の発汗を伴う顔面の紅潮を始め，イライラや憂鬱，不安，頭痛，手足のしびれ，易疲労感や不安など多彩な身体症状や精神症状が現れるが，個人差が大きい．更年期の心の変化は身体の変化だけでなく，個人の生き方も反映して実に多様となる．

　女性の更年期障害と非常に間違えられやすい病気として橋本病（慢性甲状腺炎）がある．寒さに敏感，易疲労感，浮腫，腱反射遅延などの症状が特徴である．

　更年期は個人の人生で最も充実した時期に訪れる．様々な状況下で責任を全うすることを優先して，身体の不調を我慢してしまい，取り返しのつかない状況に自分を追い詰めてしまうことも多い．

10.　人間らしさの生涯発達

　様々な身体機能はある時期を境に個人差がみられるもののそれぞれ異なる速度で衰え始める．一方，人間らしさは生涯をかけて発達する．

　人間の持つ高次の精神作用である思考，判断，感情，感性などを反映する人間らしさの発達は，

外部環境や内部環境の影響を強く受ける（**図2-11**）．外部環境要因には家族，仲間，学校，職業，社会，自然などがある．内部環境要因には遺伝子で決められた身体の成長，成熟，老化などをもたらす身体の中の要因が含まれる．人間形成にはこれらのすべての環境要因が関わっているが，特に人間が人間に及ぼす影響は大きい．人間同士の愛や信頼に基づく豊かな相互作用は豊かな人間性の発達に反映される．

　精神作用を作り出す脳の神経回路は年をとってもある程度可塑性を失わず，特に統合機能は高齢になってもなお発達が可能とされる．こうしたことから人間は生涯発達するという考え方がなされている．

[東洋科学の視点から]　爽やかな風を感じることは出来るが澄んだ空気を見ることは出来ない．東洋思想の根幹をなす「気」は見えないが，気に満ち溢れた元気な人の姿を見ることは出来る．「気」を失いつつある元気がない人に気付くことも可能である．

　東洋医学では，両親から受け継いだ腎気が成長発育に関係する．腎気の年齢的消長について女子では7歳で歯が生え変わり，14歳で月経が始まる．21歳で体格は頂点に達し，28歳で筋骨は充実し，35歳で髪が抜け始め，42歳で白髪が目立ち始める．49歳で月経が停止する．男子では8歳で腎気が充実し，16歳で子をなすことができる．24歳で筋骨は強壮となり，体格は頂点に達する．32歳で筋骨は隆盛，身体は最盛となる．40歳で腎気が衰え始め，脱毛が始まる．48歳になると顔

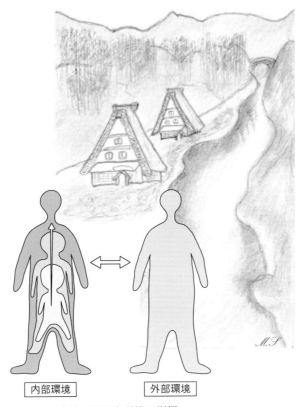

図2-11　成長に及ぼす環境の影響

面が憔悴し，56歳で筋肉動作の自由は失われ，64歳で天癸（てんき）もつきるとされる（素問上古天真論篇）．ライフサイクルに応じた治療や養生法の重要性が示唆されている．

　明治維新を機に西洋の思想や文化を取り入れることに夢中だった日本人は，今立ち止まって東洋思想を学ぶ時といえるかもしれない．

第3章
保育と教育

<学習のポイント>

●日本では国のかたちが変化する中で，古くは万葉集や源氏物語のような不朽の名作が生まれ，時代の流れに沿って武士道，忠君愛国，教育の機会均等と社会環境の影響を受け，教育の在りようが大きく左右されてきた．

●保育や児童教育は，いつの時代も重要である．ルソーの「エミール」や貝原益軒の「和俗童子訓」を例にとって，保育や教育のあるべき姿を考える．

キーワード：保育，保育の課題，過保護，教育の変遷，教育の課題

1. 三つ子の魂

　脳が急速に発達する乳幼児期には，両親または養育者の考え方や社会環境が子の心や行動に大きな影響を与える．例えばアメリカ人の家庭で育った子どもは親と英語でコミュニケーションをし，ナイフとフォークを使って食事を楽しみ，お休みのキスをしてベッドで眠る．日本人の家庭で育った子どもは当然のことながら日本語を話し，箸を使って食事をすることを覚え，挨拶をするときにはおじぎをすることを身に付ける（**図 3-1**）．人は時代，地域によって異なる社会環境の影響を受けながら，その中に適応して成長していく．

動物の保育｜哺乳動物の母親は生まれた仔に授乳し，添い寝し，毛繕いをし，餌を運び，敵から

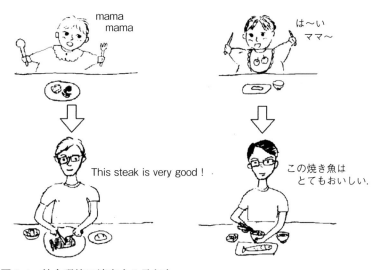

図 3-1　社会環境に適応する子ども

仔を護る（**図3-2**）．動物の母親はこれらの行動を仔が自立の時を迎えるまで続ける．時に己を犠牲にしてでもなされる子育ては，動物の脳の中でも特に雌の視床下部に遺伝的に備わっている本能に基づいている．

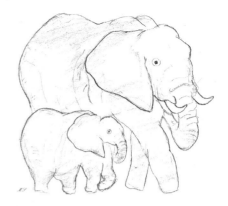

人間の保育｜ 人間の場合，母性の本能は大脳から強力な制御を受ける．特に前頭前野では時代や文化，自然，経済といった自然・社会環境の影響のもとに多様な考え方が生じ，子育ての本能行動は様々に修飾される．このため人間の子育ては他の哺乳動物と違って多様な型をとる．人間の場合，母性はむしろ日々の暮らしの中で形成されていくものと思われる．

図3-2 動物の親子

社会環境が母親の子育て行動に影響を与える顕著な例に授乳形態をあげることができる．分娩後，乳児が母親の乳首を吸うことが刺激となって母親の体内では脳下垂体からオキシトシンとプロラクチンというホルモンの分泌が増加し，乳汁が産生され射乳反射が起こる（**図3-3**）．乳汁の産生量はもともと個人差が大きいが，肉体的・精神的ストレスによっても減少する．時代や社会環境によって母乳育児が推奨されたり人工乳が良いという風潮になったりする．母乳であっても人工乳であっても安心して育てられる社会環境が，母親と子どもの双方にとって重要である．

共感脳が高度に発達している人間の場合，子育てに関わる周囲の人間が持つ児に対する愛こそが母性といっても過言ではない．チャップリンの「キッズ」あるいはモンゴメリーの「赤毛のアン」にもあるように，周囲の人による子どもを慈しみ育む行動は強くて暖かい．そのような養育行動はある意味，非常に人間的なものと捉えることもできよう．

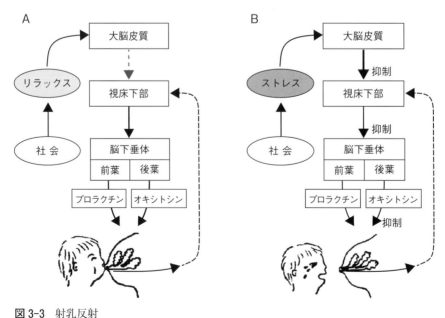

図3-3 射乳反射
A：リラックスしている状態，B：ストレス状態

2. 保育の変遷

　日本では昔から「子は親の後姿を見て自然に育つ」といわれ，日々の生活の中での自然な保育がなされていたようである．「男は仕事，女は家庭」との考えが長い間主流を占めており，保育は母親に委ねられてきた．

日本の保育｜　昔の育児の正確な記録は見あたらないが，竹取物語や桃太郎などの民話から昔の日本では，おじいさんやおばあさんが自分達に縁のある子，他人の子を問わず，子を宝のように育てていた様子が推察される．明治維新まで約 700 年の間続いた武家社会では，身分制度が作られ，武士と庶民との間に厳重な身分格差が保たれた．長男とそれ以外の男子，男子と女子も厳しく区別された．女子に対しては子どもの時は親に，結婚して夫に，寡婦となって子に従うという徹底した男尊女卑の教育が行われた．長男は家を存続させるための宝として家風に従って特に大切に育てられた．子が親に従うことは社会の秩序を保つ上で絶対的なことであり，親の考えが例え間違っていてもそれに従うことが美風とされ，親不孝は悪として社会の制裁を受ける程であった．

　明治維新後，西洋の思想や生活形態の影響を受けて日本社会は大きく変化した．明治政府は身分の自由を掲げたが，長い封建制度あるいは男尊女卑の名残りによって，女性に選挙権は与えられず家を護る道が推奨された．子が家を継ぐという概念や，親や祖先を大切にするという儒教の教えの中で，大部分の女性は家族制を大切にし，親の命令に従う素直な「良い子」の育成に励んだ．

　第二次大戦後の新憲法で男女平等や職業の自由が謳われ，核家族を中心とした親による育児が始まった．若い親は家の重圧から開放されたが，一方でこれまでの家による育児から親自身による新しい育児に直面した．

社会の流行と育児｜　社会の流行が育児に大きく影響を与えた例として，アメリカでベストセラーとなったスポック博士（BM. Spock）による育児書（1946）がある．スポックは当時のアメリカでのそれまでの厳格な育児法に対し，子を尊重してなるべく自然に育てる育児法を提唱した．「赤ちゃんはお腹がすいた時にほしいだけお乳を飲み，お腹がいっぱいになって満足することを繰り返すことによって，自信をもって自分以外のものに働きかけようとする気持ちが育つ．ほしくもないのに無理して飲ませていると自分を守るために用心深くなり，世の中に対して疑い深くなってしまう」という．乳幼児の自由を尊重する育児は若い母親の間に瞬く間に流行し，スポックベビーという言葉が現れるほどであった．

　スポック博士の育児書にはアメリカの習慣に沿って「眠る時間になったらベッドに入れて，たとえ泣いても親は毅然として部屋を出ることによって，子の自立が促される」という部分もあった．その時代の多くの母親は，添い寝やおんぶといった日本に古くから伝わる育児形態を省みなくなるという一面があった．

育児環境の変遷｜　20 世紀末頃までは女性が育児に専念する考え方が文学作品，映画，テレビなどに幅広く反映されていた．一例をあげれば 1974-1983 年にアメリカや日本で放映された「大草原の小さな家」は，アメリカの開拓時代の家庭の様子を描いていたが，そこには家の外で働く父親に対

して家事と育児に勤しむ母親の姿があった．優しい母親の姿に多くの女児が憧れ自分の将来の姿を重ねたりした．従来の日本社会と異なり男尊女卑の概念がなく，家事も育児も立派な仕事として尊重されている点が日本でも人気を博した理由と思われる．一方で 1979 年に上映された「クレイマー，クレイマー」は女性の自立を描いた当時としては斬新な作品で，慣れない育児に奮闘する父親のコミカルな姿が世界中で大きな話題をよんだ．

3.　保育の課題

1，2歳児の保育園等の利用率は 20 年前には 20％に満たなかったが，現在では地域差はあるものの 48.1％に達している．多くの地域で保育園の入所を待つ待機児童が増加している．保育園に通う子が多い地域では，保育園を利用できない子に遊び仲間がいないなど新たな問題が生じている．保育園に通えないことで子に寂しい思いをさせまいと，専業主婦が働きだすケースもある．

かつて核家族化が進んだ昭和の時代には，母親が外勤し家の鍵を自分で開ける子を「鍵っ子」と称した．鍵っ子は極少数で母親が家にいない不憫な存在と社会からみなされた．子に寂しい思いをさせまいと葛藤し，仕事を辞める母親もいた．

現代は保育園を利用する，しないにかかわらず，育児に安らぎを見出せない母親が増えているようである．家庭内での児童虐待件数は増加しており，育児放棄（ネグレクト）の問題もある．2016年の調査によれば，第2子以降の出産をためらう割合は 7 割を超えている．経済的理由もあるが，おそらく急激な社会変動に適応することに忙しく，次世代を育てるゆとりがなくなっているのだろう．

子育ては母親にとって本来最も楽しく平和な行動であるはずである．また，ひとりの人間の礎を作ることから，多くの国では保育に従事する女性に敬意を払う．AI が人間にとって代わることのできない数少ない仕事の一つでもある．

保育とストレス耐性｜　幼少時に十分な母性行動を受けることが大切であることはカナダのミーニー（MJ. Meaney, 1997）らの実験でも示されている．彼らは生後 10 日の間に，舐められたり毛づくろいされたりして大切に育てられた仔ラットと，十分な養育を受けなかった仔ラットとを，成体になってから比較した．その結果，小さい時に大切に育てられたラットは，成体になってからストレスに対してより穏やかに対処できるようになった．一方小さい時に十分な養育を受けなかったラットは，ストレスに対する耐性が生涯にわたって低下したという．

人間においても乳幼児期の発達環境が悪いと，子のストレス対応力が下がり，成人後の疾病増加に繋がる可能性が指摘されている[5]．

過保護｜　保育に十分な時間をとれない親がいる一方で，少子化を迎えている現代，過保護も問題となっている．愛情を持って子どもを育てることは大切だが，愛情をとり違えて親が子自身の力ですでにできることに手を貸し過ぎるといった過保護な育児姿勢や，子の命令に従って子に奉仕するといった子を溺愛する育児姿勢は，子の正常な自発的な発達を妨げると指摘されている（p.33 参照）．心理学者の河合隼夫（p.82 参照）もそのように述べた上で，物質的に豊かな現代社会で子どもに手を差し伸べないことの難しさを指摘している．

大切な保育環境｜ 子育ては乳幼児期に限らず，10年あるいは20年という長いスパンで続く．日本，米国，中国，韓国の小中学生を対象にした比較調査によれば，親と話そうとするときに，「時間がない」「今忙しい」と言われたことが「よくある」「たまにある」と答えた子は日本の小学生で44%，中学生で37%に上り，4カ国中最高である．

　人間らしい人間，世界のどこにいても尊敬される人間とはどんな人間だろう．生まれや地位とは関係なく，健全な心を持つ自立した人間の育成が望まれる．

4. 社会環境と学校教育

　"人間は社会的動物である"という表現があるように，ある社会に生まれた人間は，成長の過程でその社会に存在する言葉や習慣，考え方などを教育を通して学び，人間の作り上げた複雑な社会に適応することができるようになる．人間の豊かな思考や感性を育てる上で教育の果たす役割は大きい．とりわけ児童期と青年期の心身の発達の重要性を考えるとき，学校教育の果たす役割は非常に重要といえる．

　教育は，親と学校とそして何よりも社会や国がどのような教育を望んでいるかを正確に反映する．日本が戦争をした時代には軍国教育が行われ，大部分の親はわが子が戦争で手柄をたてることを何より喜び，子は軍人になる道を競って学んだのである．学歴によって社会的成功が約束される時代には，親が子に学歴を望み，教師は社会の要請に従って知識を強要し，子がほとんどの時間を知識の詰め込みに使うようになる．

5. 教育の始まりと発展

アテネの学校｜ ヨーロッパにおいて学校は，ゆとりを持った支配階級が子に文字や教養を身につけさせる場として紀元前387年頃に形成された．発祥の地はギリシャの小さな都市国家アテネであり，プラトン（Platon）はそこで「アカデメイア」という学園を開き，教養を備えた政治家を育てる目的で貴族の子弟に数論，幾何学，天文学などを教えていた（**図**3-4，5）．「アカデメイア」は

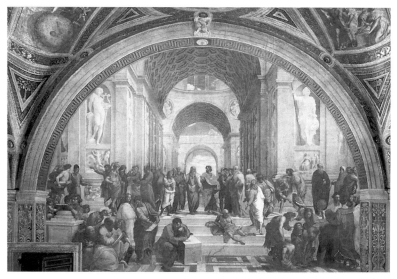

図3-4　プラトンとアリストテレスの会話―アテネの学堂（ラファエロ，S.[i]）

やがて哲学を教える最高学府となり，アテネの四学校と称されるようになった．

中世の教育｜　ローマ帝国の頃よりキリスト教が政治的な力を誇り，学校は6世紀末から約千年の間キリスト教の支配下におかれた．教会や寺院内に学校が設けられ，そこでは聖職者の子弟が神の教えに従い来世の至福を祈る修行を積んでいた．国王や貴族たちには宮廷学校で極初歩の教育が施されていた．

子どもを尊重する教育｜　14〜16世紀にイタリアを中心にルネッサンス運動がおきると，教会中心から人間尊重へと新しい思想が始まった．また産業の発展に伴って資本家に富が集まり，資本家の子弟の教育がなされるようになった．フランスのルソー（JJ. Rousseau, 1762）は著書「エミール」で，裕福な家庭の子を家庭教師が育てる様子を書き示している．ルソーは，教育とは子どもの内的な発達に沿って段階を追って行うべきであること，大人は子どもに直接教えるのではなく，子どもが何かに取り組んで経験して学ぶように導くことの重要性を指摘した（p.33　参照）．スイスではペスタロッチ（JH. Pestalozzi, 1781）が，貧しい農民や工場労働者の子ども達に社会で生きていくための教育が必要であることを主張した．ルソーやペスタロッチの子どもの立場にたって人間を育てようとする新しい教育の考えは，その後の世界の教育思想に大きな影響を与えていくこととなる．

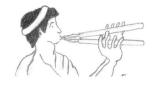

図3-5　古代ギリシャで笛を吹く少年

学校制度の始まり｜　東洋では今から約3,000年前の中国の周の時代に，封建制度による学校制度が作られた．小学と大学が設けられ，貴族の子弟は小学，王族の子弟はさらに大学に進んで教養を磨いた．封建制度の衰えとともに諸侯が広く人材を求める時代に至り，孔子，孟子など諸子百家とよばれる思想家が現れた．孔子は人間相互の愛を説き，沢山の弟子を育てた．孔子や孟子による思想は儒学とよばれ，後にその教えは国教となり教育の中心となった．唐の時代には仁と義を重んじる官吏を養成するための教育が行われた．唐の学校制度は厳格に階層化されたものであったが，一方で科挙（随の時代に始まる）による才能に応じた有能な人材を求める試験制度の道も開かれていた．

6. 日本の教育の変遷

　日本の学校の成り立ちは中国の学校制度の影響を受け，その後それぞれの時代の社会の影響を受けながら時代とともに大きく変動している．

貴族社会と学校｜　日本では大和時代に天皇を中心とする中央集権国家が成立し，国家に忠実に奉仕する官吏の養成が必要になった．中国の唐の制度に倣った大宝律令（701年）が制定され，首都には大学，地方には国学を設け，支配階級である貴族の子弟を対象として仏教や儒教の教えによる教育が行われた．また貴族の品性として詩歌・管弦などの教養も重要視された．陰陽寮，典薬寮，雅楽寮が設けられ，天文，医学，音楽の教育も行われた．

　学校教育は支配階級の男子のみを対象としていたが，例外的に庶民のための学校も設けられた．唐に留学して仏教を学んで帰国した空海（弘法大師）は，大学や国学に入れない庶民のために綜芸種智院を設立し，菩提心の教育に力を入れた．また女子の学校教育は全く行われていなかったが，宮仕えする貴族の女子には高い教養が望まれ，貴族の家庭では競って高い教養教育が行われ，その結果紫式部や清少納言を始めとする歴史に残る女流文学者が生まれた．

武家社会と学校｜　貴族社会の衰退とともに武士が力を持つ時代となり，武力による秩序を大切にする社会となった．この時代には組織だった教育機関はほとんどみられず教育は専ら家庭で行われた．一門の名誉となる武士を育てるため乳母や傅役によるきめ細かい教育が行われた．江戸時代に入り武家社会が安定すると，武士の教育機関として儒学の学識と武士道を磨く藩校が置かれた．藩によって作られた藩校に対し，積極的に新しい学問に取り組もうとする私塾も生まれた．吉田松陰による松下村塾では高杉晋作・伊藤博文など新しい時代を担う人材が育っていった（**図3-6**）．将軍直属の家臣のための最高学府として，江戸湯島に昌平坂学問所も設置された（**図3-7**）．女子に対しては男尊女卑の教育が行われ，また人口の大多数を占めていた一般庶民の間では自主的に寺子屋が作られ，読み書き算盤などの手習いを中心とした教育が行われていた（**図3-8**）．

文明開化と教育｜　明治維新後，政府は富国強兵と殖産興業を掲げ西洋文明の導入を急いだ．政府は一般の庶民に教育を普及させ，また国の将来を担う指導的人材の養成を企図した．1871年に政府は米欧各国の近代制度を調査するなどの目的で岩倉使節団を派遣した．その中の海外留学生の一人として8歳で渡米し，米国の教育を受けて1882年に帰国した津田梅子が，女子英学塾（後の津田塾大学）を創設した．1872年に敷かれた「学制」はフランスの教育制度を参照したもので，これまでのように国（藩）のためではなく，個人が身を立てるために学ぶという新しい教育理念が掲げられた．ここに国民のすべてを対象として立身出世の道が開かれた．

　国民皆学を目標とする小学校が設立されたが，国民の約半数は教育費の負担や働き手である子どもの労働力の減少といった理由で就学できない状況であった．また文明開化に走る新しい教育に対し，儒教の教えに基づく道徳教育強化への要求が強まり，1890年に教育勅語が出され，天皇を中心とする家族的国家観に基づく忠君愛国の教育思想が示された．帝国主義の競争により国力が高まるとともに自由思想も広まったが，軍部の台頭に伴い軍による教育への干渉が次第に大きくなり，天皇を中心とする統一された国民としての育成が行われた．

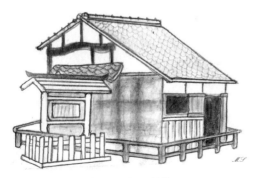

図3-6　吉田松陰による松下村塾

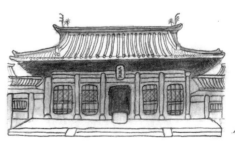

図3-7　昌平坂学問所

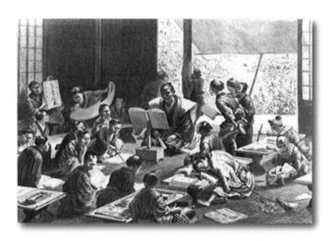

図 3-8　寺子屋で学ぶ子どもたち（下田了仙寺蔵[ii]）

教育の機会均等｜　戦前の軍国主義教育に対する反省から，第2次世界大戦後は世界平和と人類の
福祉に貢献する新日本建設のための教育方針が示された．国は教育基本法（1947年）に基づき6・
3・3・4制を発足させ，小学校，中学校，高等学校，大学，大学院を次々と開設した．子どもは満
6歳から9年間の義務教育を受けることが決まった．教育の機会均等が実現され，科学技術の進展
にあわせて教育内容も充実した．戦後，高等学校の進学率は50％に至らず，大学・短期大学への
進学率は男子約15％女子では5％でしかなかったが，年を追って増え，2019年には高等学校の進
学率が約99％，大学・短期大学の進学率が約58％，専門学校などへの進学率が約24％となってい
る．

7.　教育の課題

　1990年頃より少子化が日本の社会問題となり，統廃合など学校や大学を取り巻く環境は厳しさ
を増している．18歳人口は戦後2度目のピークである1992年から減少が続き，現在の18歳人口
は昭和40年頃の約半数である．大学が増え続ける中，受験生の数は定員数を下回るようになり大
学の質が問われている．

　社会環境の激動の中で教育課程や指導要領の見直しが繰り返されるにもかかわらず，校内暴力，
非行，登校拒否などを含めた問題も多発している．不登校の生徒を受け入れるフリースクールの存
在が注目を集めている．教育の情報通信技術を活用したICT教育も進められている．2020年新型
コロナウイルスの蔓延を受け，オンライン教育は早急の課題である．

　戦後から現代に至るまで学歴社会に向けての競争は激化し，幼児期から面接に受かるためのしつ
けや知能の訓練が行われている．しかし子どもの成長に合わない早期教育のし過ぎは心身の形成に
ゆがみをもたらす．教育は子どもの個性を伸ばすことに重点をおくべきといわれている．嘘を言わ
ない，人をいたわる，人を愛するなど人間として最も基本的な教育は，知識と違い，身に付けるの
にふさわしい時期があるのではないだろうか．その時期は臨界期ほど厳密ではないにしても，一生
のうちの早い段階と思われる．

　次世代の子ども達が自分の力で充実した人生を送れるような教育とはどのようなものなのか．今

後の教育の課題を考える上で，250〜300年以上も前に人間形成における教育の重要性を指摘したルソーの"エミール"および貝原益軒（かいばらえきけん）の"和俗童子訓（わぞくどうじくん）"からの言葉を以下に引用する．

8. ルソーの"エミール"

"エミール"（1762，ルソー・著，今野一雄訳，岩波文庫[11] より）

1　人間は教育によって作られる

　"私たちは弱い者として生まれる．私たちには力が必要だ．私たちは何も持たずに生まれる．私たちには助けが必要だ．私たちは分別を持たずに生まれる．私たちには判断力が必要だ．生まれたときに私たちが持っていなかったもので，大人になって必要となるものはすべて教育によって与えられる．"

2　子どもを不幸にする一番確実な方法

　"それはいつでも何でも手に入れられるようにしてやることだ．すぐに望みが叶えられるので，子どもの欲望はたえず大きくなって，遅かれ早かれやがてはあなたがたの無力のために，どうしても拒絶しなければならなくなる．ところが拒絶になれていない子どもは拒絶されたことを一層つらく考えることになる．子どもはあらゆる人間を奴隷とみなし，拒絶を反逆と考えすべての人に憎しみを持つようになる．"

3　教育の大きな秘訣

　"彼は農夫のように働き，哲学者のように考えなくてはならない．教育の秘訣は身体の訓練と精神の訓練とがいつも互いに疲れを癒すものとなるようにすることだ．"

4　教師の役割

　"私は彼に最初のあゆみを踏み出させ，入口を認めることが出来るようにしてやるが遠くまでいく事を決して許さない．自分で学ばなければならない彼は他人の理性でなく自分の理性を用いることになる．"

東洋科学の視点から　江戸時代の儒学者で藩医でもあった貝原益軒は和俗童子訓（1710）を著し，幼児保育の重要性について次のように述べている．

　和俗童子訓　（1710，貝原益軒・著，松田道雄・編集，中央公論社[2] より）

1　早くから教える

　およそ人は善悪にかかわらず，何もわからない小さい時から習うと，先に入ったことが先入主となって，すでにその性質となってしまい，あとでまた善いこと，悪いことを見聞きしても，かわりにくいから，小さいときから早く善い人に近づけ，善い道を教えるべきである．

2　教えがなくては

　およそ人間のごく小さな行動も，みな師がなく，教えがなくては自分ではできない．まして人の大きな道は，むかしのたいへん賢い人でも学ばないで自分から知ることはできず，みな聖人を師として学んだのである．

3　かわいがりすぎぬよう

　およそ子どもを育てるには，はじめからかわいがりすぎてはいけない．かわいがりすぎるとかえって子どもをそこなう．古い言葉に「およそ小児を安からしむには，三分の飢えと寒とを帯ぶべ

し」とある．三分とは十のうちの三分をいう．この意味は少しは飢えさせ，少しは冷やすのがよい，ということである．これが古人の子どもの健康を保つ療法なのである．

4 義方と姑息

およそ子どもを育てるのには，もっぱら義方の教えをするがよい．姑息の愛をしてはいけない．義方の教えとは，義理の正しいことをもって子どもの悪いことを戒めるのをいう．これはかならずのちの幸いとなる．姑息とは婦人が子どもを育てる時，かわいがりすぎて，子どもの心にしたがい，気ままにさせるのをいう．これはかならずあとの禍となる．

5 遊びを好む

子どもの時，たこをあげ，破魔弓（わらを輪にしてその中央を射ぬくあそび）を射，こまをまわし（**図3-9**），毬打（たまうち）の玉をうち，てまりをつき，端午に旗人形を立てたり，女の子が羽子をつき，あまがつ（枕もとにおくお守りの人形）をだき，雛をもてあそぶような遊びは，ただ幼い時好む一時的の遊びで，年がだんだん大きくなると，必ずしなくなるものであるから心に害がない．寛大にその好みに任すがよい．

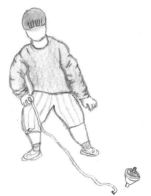

図3-9 コマ回しの様子

第4章
水，酸素，食物と身体

<学習のポイント>

●地上を6km水平に歩くことはできても，垂直に同じ距離を登っていくのは難しい．

●酸素，水，食物は人間が生きる上で欠かすことができない．登山で酸素不足の中，幻想が現れたりした経験を持つ人は多い．砂漠を歩く中の水不足や飢餓はさらに深刻である．

●食を共にする喜びや食事を用意する喜びから感性も発達する．さらに食文化を通して社会が発展する．

●体内に取り込んだ食物は栄養分として代謝・吸収され，残渣は排尿・排便に至る．

キーワード：水，酸素，体液，呼吸，栄養素，排尿，排便

1. 高地への挑戦

人はどこまで耐えられるか　富士山の美しく気高い姿は人々の憧憬の的であり，夏に開かれる登山道を歩く人の姿は明るい．一方冬の山頂は −30℃，積雪は3mに及ぶ（**図4-1**）．

「人間はどこまで耐えられるのか（The science of survival, 2000）」の著者フランシス・アッシュクロフト（F. Ashcroft）はイギリスの生理学者で，3日間をかけて標高5,896mのキリマンジャロに登ろうと考えた．そして実際に登ってみた時の自身の体の変化を以下のように記している．

「1日目は何事もなく落ち葉の積もる地面を踏みしめながら前へ進んだ．2日目は標高3700m付近まで登り空気が薄くなったが，自分は高山病にならないとまだ信じていた．3日目の朝はとても寒く，平坦な道を歩くだけで疲れた．夜は標高4600mで過ごした．この高度だと80℃で水が沸騰する．寒くて殆ど眠れず，頭痛，眩暈，吐き気がした．ガイドに促され，翌朝2時から頂上に向けて歩き出したが，息をするのも苦しく，数歩進んでは長い休憩を挟んだ．やっと頂上に倒れ込むと幻想を見た．酸素が足りなくなり脳が停止しつつある証拠だ．もう下りなければ限界だった．酔っぱらいのようにふらつき山を下りた．一歩下がるたびに生き返る気がして，脳に酸素が流れ込むの

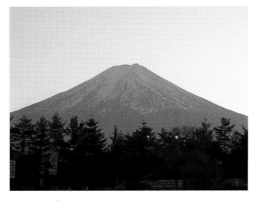

図4-1　富士山

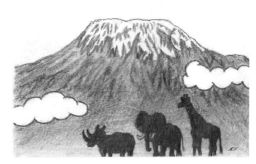

図4-2　キリマンジャロ

を感じた」（著書[1]より抜粋編集）（**図 4-2**）．

酸素のある環境　アッシュクロフトが辿った登山ルートでは前の週，二人が高山病で命を落としていた．たったの3日半で登り切ろうと考えた自分を愚かと思うと同時に，自然への敬意を忘れてはならないと彼女はいう．彼女の体験が語るように，人間は酸素と適温下でなければ生きていけない．時にそのことを忘れてしまうほど，私たちは快適な環境で暮らしている．

2. ホメオスタシス

「見ればただ，何の苦もなき水鳥の，足に暇なきわが思いかな」は光圀公の歌とされる．かつて科学よりも文学が発達していた日本で詠われた水鳥の様子は，生物が環境変化に対応して安定を保つ状態を描いており，欧米の生理学者らによって生体の基本現象とされている（**図 4-3**）．

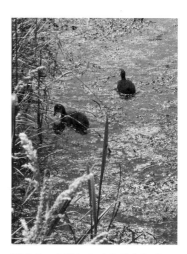

図4-3　水鳥とホメオスタシス

細胞は今から約38-40億年前に海水の中で初めて出現した．その名残りだろうか，人間の体を構成する細胞は海水に似た組成の細胞外液に囲まれている．細胞外液には細胞の活動に必要なエネルギーを作るための酸素やブドウ糖に加えて，細胞が生きて成長するために必要なすべての物質が存在する．

フランスのクロード・ベルナール（C. Bernard, 1813-1878）は細胞を取り囲む細胞外液のことを「内部環境」とよび，内部環境が一定に保たれることが生命維持に重要であるとした．アメリカのウォルター・キャノン（WB. Cannon, 1871-1945）は内部環境が厳密に一定というよりは「ある範囲内」で変動しているとし，「ある範囲内」に内部環境が保たれる仕組みを「ホメオスタシス」（内部環境の恒常性）と呼んだ．内部環境の恒常性は身体機能を維持する上で最も重要な概念であり，この働きがあるために私たちは様々な環境に適応して生きていくことができる．白熊の仔が北極の厳しい氷の上で育ち，ラクダの仔が水の乏しい砂漠で生きるのも，内部環境の恒常性による．

3. 体に必要な水，酸素，食物

身体の水分　人間に必要な五大栄養素は糖質（炭水化物），脂質，タンパク質，無機質，ビタミンだが，その中に水は含まれていない．水は単に，細胞に運ばれる栄養素の媒体として扱われる．しかし水なしに生物が生きられないことは誰でもが知っている．

水は人間の身体の約60〜70％を占め，細胞に酸素や栄養素などを運ぶだけでなく，細胞が不要になった二酸化炭素や老廃物を細胞から取り除くなど，欠かすことのできない主要成分である．

細胞に栄養素を供給する水は細胞外液，細胞内の水は細胞内液と区別されるが（**図 4-4**），これらは常に入れ替わっており，さらに人が毎日取り入れている水分によって常に新鮮に保たれている．

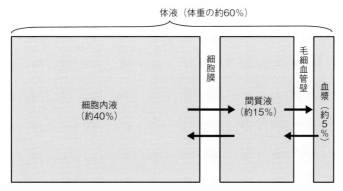

図 4-4　体液の区分と体重に占める割合[i]

身体が取り込む酸素｜　私たちの祖先が危険な火の利用を発明して暖をとったように，人間の細胞も酸素と栄養素を使ってエネルギーを生み出し，身体を常に温かな状態に保っている．また人間の発明した蒸気機関が機関車を動かすように，筋細胞は栄養と酸素を使って活動するためのエネルギーを生み出している．人間は脳の無数ともいえる細胞が酸素を使うことで，考えることができる．

　空気中の酸素は体の中に取り込まれ，細胞内でエネルギーを生み出し，その結果生じた二酸化炭素は体の外に排出される．

身体を作る食物｜　細胞の主な成分は水（70〜80％）とタンパク質（10〜20％）で，他にも脂質，糖質（炭水化物），核酸，ミネラル（無機質）などがある．細胞には数日で寿命を終えて新しい細胞に置き換わるものもあれば，人の一生と同じくらい長い寿命を持つものもある．細胞が作り替えられるためには，新しい細胞の原料を必要とする．寿命の長い細胞の場合でも，構成要素を常に新しい材料で置き換えなければならない．動物は植物のように無機質から糖質やタンパク質を合成することはできないので，こうした材料のすべてを食物から得ることになる．

4.　体液のバランス

体液の特徴｜　私たちの身体に含まれる水分（体液）の約 2/3 が細胞の中（細胞内液）にあり，細胞膜を通して細胞の外（細胞外液）から必要な物質の供給を受けている．細胞外液には酸素や糖分ばかりでなく細胞が生きて成長するために必要なイオンやアミノ酸，脂質が一定量溶けていて，これらの物質は循環中の血液によって運ばれる．また細胞の不要になった物質は細胞外液中に排出され，次いで血液中に取り込まれて体の外に排出される．

脱水・浮腫｜　細胞が正常に働くには，細胞が水を吸って膨れたり，水を吸い取られて縮んだりせず，適正な大きさを保つ必要がある（**図 4-5**）．細胞外液の量や溶質濃度は，脳の制御のもとに常に狭い範囲に保たれている．多量の発汗や下痢などで細胞外液量が急に不足すると脱水症を起こす．また細胞外液に過剰な水分が貯留すると浮腫を起こす．

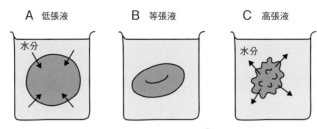

図 4-5　細胞の生存に欠かせない浸透圧[i]

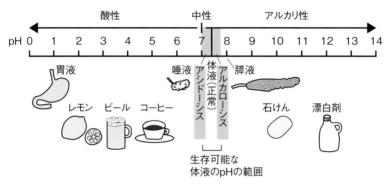

図 4-6　体液といろいろな物質の pH

　① **脱水症**：脱水症は水分や塩分の喪失によって起こる．塩分より水分喪失の多い脱水症は，例えば登山のときに起こりうる．高所登山の際には脳が酸素不足のため渇きの感覚が起こりにくく，水分摂取が不足しがちになる．また暑いときにはナトリウムイオン（Na⁺）をあまり含まない低張の汗が大量に分泌される．乳幼児や高齢者は自分で気づかないこともあり，周りの人たちが十分な水分を摂取させないと脱水症となる．体重の 2%程度体液が不足する軽症の脱水症では口渇を訴え，運動能力が低下し尿量が減少する．10%前後の脱水は脳の働きに影響を与え，錯乱や昏睡を起こすことがあり危険である．

　水分より塩分喪失の多い脱水症は塩分摂取不足などで起こる．発汗により体液が損失したときに水やお茶を大量に摂取して塩分を補わないと起こり，頭痛や嘔吐，意識混濁などを伴う．

　下痢や嘔吐など水分と塩分を同程度に失って脱水症に至ることもある．

　② **浮腫**：細胞外液が過剰に多くなった場合には浮腫を起こす．浮腫は血液の水分が血管外に漏れ出ることにより生じる．栄養不足や腎臓病では血中のタンパク質が減少して血管の外の水分が回収できなくなり，浮腫を生じる．他にも心不全・がん・アレルギーなど様々な病態で生じる．

体液の pH　pH とは水素イオン（H⁺）濃度の逆対数で，水素イオン濃度が増えると pH は小さくなって溶液は酸性に傾き，水素イオン濃度が減ると pH は大きくなって溶液はアルカリ性に傾く．pH7.0 の溶液（純水）は中性である．多くの食品が代謝分解されて酸性物質を生じるため体液は酸性に傾きやすいが，血中の重炭酸イオン（HCO_3^-）などの働きで中和されて二酸化炭素が肺から，水素イオンが腎臓から排泄され，体液の pH は 7.35〜7.45 と非常に狭い範囲内に一定に保たれている．

　体液の pH が正常範囲を越えて酸性側に向かう状態をアシドーシス，pH が正常範囲を超えてア

ルカリ性側に向かう状態をアルカローシスとよび，どちらも病的状態である．体液の pH が 6.8 以下か 7.8 以上になると死に繋がる（**図 4-6**）．

5. 酸素と二酸化炭素のバランス

呼吸の調節｜呼吸リズムは通常無意識に調節されており，睡眠時にも覚醒時と同じように息をすることができる．一方，深呼吸の時や水中に潜って息を止める時のように，呼吸リズムを随意的に変えることもできる．ただし随意的な調節には限界があり，呼吸を長く止めることはできない．窒息などで脳に届く血液が酸素不足になると意識を失うことになる．さらに呼吸を止めていると脳の神経細胞は死に至る．これは脳が安静時の全身が必要とする酸素の実に 20 ％を消費し，脳に絶えず酸素を運搬する必要があるためである．生きている限り，覚醒状態でも睡眠中でも脳全体としてほぼ同じ程度の酸素を消費する．

　脳は酸素不足になると活動に支障をきたす．風邪を引いて鼻が詰まったりすると息が苦しく頭がぼうっとして集中して考えにくくなる．高地に行って間もない人も体調の不良を訴える．睡眠時無呼吸症候群は睡眠時に呼吸が停止する非常に危険な疾患である．

酸素の運搬｜酸素はごくわずかしか水に溶けないので（0.3 ml/100 ml），血液が仮に水であるとすると，無数ともいえる細胞に十分な酸素を供給することはできない．血液中の赤血球はヘモグロビンという酸素と可逆的に結合する色素タンパクを大量に含む．このため水と違って血液は大量の酸素を運ぶことができる（20 ml/100 ml）．ヘモグロビンは酸素分圧が高いほど酸素と結合しやすい特性を持ち，酸素分圧の高い肺では酸素と結合しやすく，酸素分圧の低い末梢の各組織では酸素を放しやすい．このように血液は酸素を効率よく運搬できる（**図 4-7**）．

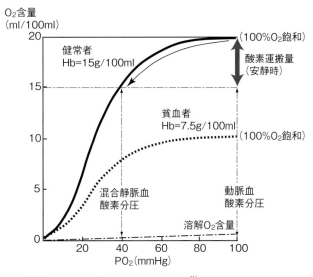

図 4-7　酸素（O_2）含量と酸素運搬量[ii]

高山病｜アッシュクロフトが体験したように（p.35 参照），海抜数千メートル以上の山あるいは高地に行くと，空気中の酸素の占める割合が減るために息苦しく感じたり身体全体もだるく感ずる．私たちの生活している環境の空気は窒素約 78 ％，酸素約 21 ％，二酸化炭素 0.04 ％からなる混合気体であり，その組成は高地に行っても変化しないが，高地では気圧が低下しており，それに比例して空気中の酸素分圧も下がる．海抜 0 m では気圧が 760 mmHg なので酸素分圧は 760×0.21＝159 mmHg だが，高度 3000 m では気圧 526 mmHg になるため酸素分圧は 110 mmHg となる．空気中

の酸素分圧の低下に伴い肺の酸素分圧も低下し，血液に溶解する酸素も減少する．このため全身の組織が酸素不足となって疲労感，頭痛，吐き気，息切れ，不眠など，高山病の症状が現れる．

高所適応│　高地に長期間居住している人では，肺の換気能力が高まる，赤血球が作られやすくなる，毛細血管の数と直径が増大するなど，種々の生理機能が変化して高所環境への適応が起こり，低酸素下でもふつうに活動できるようになる．

低酸素による障害│　肺における酸素の取込みや血液による酸素の運搬が障害されると，組織に十分な酸素が供給されず組織が酸素不足になる．この状態を低酸素とよぶ．低酸素になる原因は様々である．肺の疾患でなることもあれば，貧血や虚血，中毒等でなることもある．

高酸素による障害│　酸素は生命の維持に不可欠である一方で，高濃度の場合には有毒となる．高濃度の酸素に長時間曝露されると，酸素中毒（めまい，痙攣，迷走神経活動の増加による心拍出量低下，脳と腎臓の血流量低下，肺水腫など）を引き起こす．保育器内の未熟児に高濃度の酸素を吸入させると，視覚障害（未熟児網膜症）を引き起こすことが多い．このように高濃度の酸素吸入は障害を引き起こすので，治療で酸素吸入をする際は吸入時間や酸素濃度に注意する必要がある．

6.　食物と栄養

　親鳥は探し求めた餌を巣に運んで雛に与え，再び餌を探しに飛び立つ．すべての動物は植物と異なり，エネルギーを光合成で作ることも，根から水や必要な成分を摂ることもできない．人を含む動物は生きている限り食物を摂り続ける必要がある．

栄養素│　成人の体重の約60％は水，それ以外の大部分はタンパク質，脂質，糖質，核酸などの有機物，その他の約4％は無機質（ミネラル）である．身体はそれらの一部を日々更新し，またエネルギーを消費して生きている．そのために必要な材料は栄養素として食物から摂取される．
　先述のように栄養素には糖質，脂質，タンパク質，ビタミン，無機質があり，このうちエネルギー源となる糖質，脂質，タンパク質を三大栄養素という．
　①　糖質：エネルギー源として重要である．エネルギーを放出し，二酸化炭素と水になる．糖質は体に貯えられる量が限られており，血中糖質濃度が下がると常時エネルギーを必要とする脳や筋の働きが鈍る．エネルギー源となる以外に，体の成分としても重要である．
　②　脂質：エネルギー源として重要である．脂質は糖質の2倍以上のエネルギーを放出することができるし，体内の脂肪組織に大量に貯えることもできる．ただし大量に貯えると肥満になり，高コレステロール血症となり動脈硬化の原因となりやすい．また飢餓などで脂質が大量にエネルギー源として使われると，分解産物によって血液が酸性に傾いてしまう．脂質は細胞膜成分として，またホルモンの原料としても欠かすことができない．
　③　タンパク質：タンパク質は炭素・水素・酸素に加えて窒素を約16％含んでいる．細胞の主要な成分であり，生命維持に欠かすことができない．身体を構成する細胞はそれぞれ遺伝子の指令に沿って各細胞特有のタンパク質をつくる．例えば筋細胞は筋収縮に関わるタンパク質をつくる．

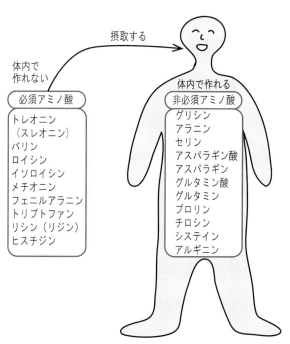

図 4-8　必須アミノ酸と非必須アミノ酸

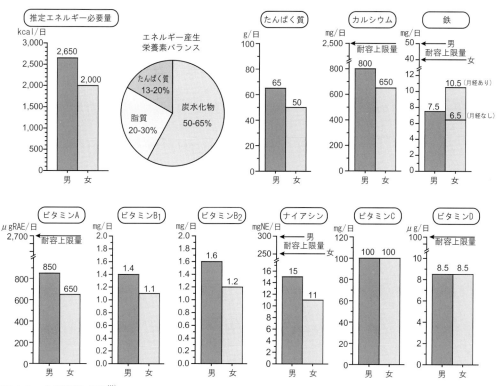

図 4-9　食事摂取基準[iii)]

　成人のタンパク質必要量は約 1 g/kg/日である．タンパク質を構成するアミノ酸は基本的に 20 種類あり，そのうち 9 種類は体内で合成できず，食物として摂取する必要がある（**図 4-8**）．

食事摂取基準｜　健康維持・増進，生活習慣病予防などのために望ましいとされる 1 日の栄養素の摂取量基準が年齢別，性別，身体活動レベル別に示されている．

　日本人の食事摂取基準では栄養の必要量だけでなく，ビタミンやミネラルについて過剰摂取による健康障害を防ぐ目的で上限量も設定されている（**図 4-9**）．

7. 食の習慣と感性

　身体を維持するための栄養を体内に貯える量は限られている．このため，ある一定の間隔で食事をとることが必要となる．食事の習慣は民族や国ごとに大きく異なる．日本人は家族が揃う夕食を重視する傾向にあるが，昼間の暑さの厳しい国などでは昼食を十分にとって，午後の気温の上がる時間を休息に使う．食事の回数も日本は一日に 3 度だが，2 度や 4 度の国もある．日本も平安時代までは 2 度だったという．

　美味しいものを親しい人達とテーブルを囲んで食べる楽しみは格別である．昔から人々は労働の後，食事をしながら共に今日の出来事を話し合ったりした．こうして食事の習慣ができたものと考えられる．食事の習慣は家族や社会が共有する大切な文化である．収穫の後の祝祭はどこの民族でも行われていたようである．また宗教や政治の場に人間関係を媒介する手段として用いられていたことも「最後の晩餐」「農民の結婚式」の絵や「会議は踊る」の映画から伺われる．日本ではお正月のお節料理，雛祭りや端午の節句，花見の宴，七夕と各地で人々が季節ごとの料理を作って楽しむ習慣がある．

　食事は人間の持っている味覚，嗅覚，視覚に訴えて人の気持ちに快感を与える．さらに空腹感を取り除き，私たちの気持ちに安心感をもたらす．人々の生活が豊かになるにつれ，食事に対する感性を備えていることが重要視されるようになってきている．食事と共に磨かれる感性には，食事の内容より人のために食事を用意する喜び，食事を共に楽しむことの喜びが大切である．

8. ビタミン・ミネラル

ビタミン｜　栄養分のうちのビタミンは細胞のエネルギー源とはならないが，身体の機能の調節に欠かすことができない．ビタミンが発見されたのは今から約百年前のことで，当時白米を主食とする人の間で脚気が，果物や野菜を食べられない人の間で壊血病が流行っていた．病気が病原菌の感染によって起こると考えられていた時代，まさか食べ物の成分の不足によってそのような病になるとは考えられなかったようである（p.160 参照）．

　その後，脚気はビタミン B_1 の不足，壊血病はビタミン C の不足によって起こることがわかり，食事の成分としてのビタミンの重要性が認識され始めた（**図 4-10**）．同じビタミン B でもビタミン B_{12} が不足すると貧血になる．ビタミン B やビタミン C は水溶性のビタミンであるため摂取しても身体に蓄積されない．このため常に一定量取り入れることが必要となる．

　これに対して脂溶性のビタミンは脂肪組織に蓄積しやすく，取りすぎると様々な障害を起こす．

	ビタミン	主な供給源	作用	欠乏症
脂溶性ビタミン	ビタミンA	レバー，うなぎ，緑黄色野菜	ロドプシン（視細胞の色素）の合成 上皮細胞の維持	子ども：成長停止など 成人：夜盲症
	ビタミンD	レバー，魚，バター	小腸におけるCa^{2+}とリン酸の吸収促進	子ども：くる病 成人：骨軟化症
	ビタミンE	種実類，豆類，植物油	抗酸化作用 電子伝達系の補助因子	乳幼児：赤血球の溶血
	ビタミンK	納豆，緑黄色野菜	血液凝固因子の活性化	子ども：新生児出血 成人：血液凝固異常
水溶性ビタミン（ビタミンB群）	ビタミンB$_1$（チアミン）	豚肉，穀類（胚芽など）	糖代謝	脚気，神経炎
	ビタミンB$_2$（リボフラビン）	レバー，乳製品，しいたけ	体内での酸化還元反応	口角炎
	ビタミンB$_6$（ピリドキシン）	レバー，肉，米糠	アミノ酸代謝	皮膚炎
	ビタミンB$_{12}$（コバラミン）	レバー，肉，卵，牛乳	アミノ酸代謝の補酵素 赤血球の合成促進	貧血
	ナイアシン（ニコチン酸）	レバー，肉，穀類	体内での酸化還元反応	ペラグラ
	葉酸	緑色野菜，レバー	赤血球の合成に関与	貧血
	ビタミンC	柑橘類，緑色野菜	抗酸化作用 コラーゲン合成	壊血病

図 4-10　各種ビタミンとその主な特徴[i]

緑黄色野菜に多く含まれるビタミンAは視覚機能に必要であるが，ビタミン剤の過剰摂取では妊婦で催奇形性を引きおこすことがある．ビタミンDは骨の生成を助けるが，ビタミンD強化食品などによる過剰症では腎障害を起こしやすくする．野菜などに多く含まれるビタミンKには血液を固める働きがある．ビタミンKの過剰摂取による健康被害はいわれていないが，血栓を予防するワルファリンを服用している患者では摂取が制限される場合がある．

ミネラル　人の身体を構成する元素には酸素，炭素，水素，窒素に加えてカルシウム，リン，カリウム，硫黄，ナトリウム，塩素，マグネシウムなどが含まれる（**図 4-11**）．さらに鉄，銅，ヨウ素，亜鉛，フッ素などの微量元素も重要である．これらミネラルはビタミン同様生体の機能を維持する上で重要である．

① **ナトリウム**：細胞外液の構成成分．通常食事で不足することはほとんどない．過剰に摂取すると高血圧の原因となる．

② **カリウム**：細胞内液の構成成分．野菜や果物に多く含まれる．

ミネラル	元素記号	生体内の働き	主な供給源
ナトリウム	Na	体液の浸透圧や量の調節，神経,筋の活動	食塩,みそ,しょうゆ
カリウム	K	浸透圧調節，細胞内外の電位差維持	豆類,果物,野菜
カルシウム	Ca	骨,歯の成分	小魚,乳製品
リン	P	骨,歯,細胞膜,核酸,ATPなどの成分	魚,乳製品
鉄	Fe	ヘモグロビンの成分	レバー,豆類,緑色野菜
亜鉛	Zn	タンパク質の合成	貝類,乳製品,レバー
マグネシウム	Mg	骨の成分	豆類,緑黄色野菜
マンガン	Mn	酵素の成分	豆類,野菜
銅	Cu	乳児の成長,骨強度,赤・白血球の成熟	
ヨウ素	I	甲状腺ホルモンの成分	海藻類(特に昆布)
セレン	Se	抗酸化物質の成分	魚,貝類

図 4-11　主要なミネラルとその主な特徴[i]

③　**カルシウム**；骨や歯の成分．小魚，乳製品，海藻に含まれる．
④　**リン**：骨や歯，核酸，DNA，ATP の成分．魚，乳製品に含まれる．
⑤　**鉄**：ヘモグロビンの構成成分．不足すると貧血になる．過剰摂取で肝不全や心不全になることがある．レバー，豆，緑色野菜に含まれる．

9. 不要な物質を除くしくみ

取り込まれた栄養はエネルギーとなって使用され，細胞の構成成分となって働き，不要となった残渣は最終的には気体は呼気となって，液体は尿となって，固体成分は糞便となって排泄される．

排尿│　膀胱は腎で生成された尿を蓄え，排出するための伸縮性に富む筋性の袋である．膀胱内容量が 150 ml 程度になると尿意が生じ，400 ml では尿意が強まる．排尿開始時には神経系を介して膀胱が強力に収縮し，同時に膀胱から体外に繋がる尿道周囲の外括約筋が弛緩して排尿が起こる．尿道は女性では 3～4 cm，男性では約 20 cm で周囲を前立腺や尿道海綿体が取り囲んでいる．高齢男性では前立腺肥大によって尿道が圧迫されやすく排尿機能に障害を起こしやすい．
　排尿時には副交感神経が大きく活動する．我慢するときには交感神経や体性神経の活動が亢進する．
　尿の pH は通常 4.5～8.0 で，平均 6 程度である．肉食や糖尿病の際には，尿の pH が下がる（酸性尿）．一方過呼吸や重炭酸塩の過剰摂取では尿の pH が上がる（アルカリ尿）．

排便│　消化残渣によって直腸壁が伸展されると，その情報が大脳に伝えられ，便意を催すととも

に排便反射が起こる．実際には排便反射は大脳からの情報によって常時抑制されており，排便時にその抑制が除かれる．大脳の損傷で抑制が失われると大便失禁が起こる．

　排便に関わる筋肉と神経には排尿と類似点が多い．排尿時同様，排便時にも副交感神経が大きく活動し，我慢するときには交感神経や体性神経の活動が亢進する．さらに排便反射時には横隔膜や腹筋を収縮させて腹圧を高め排便を容易にする．

　排便を我慢することを繰り返していると排便反射が起こりにくくなり，慢性便秘になりやすい．また腸管の内容物の肛門側移動が障害されると腸閉塞症となり，腹痛や嘔吐，腹部膨満，排便の停止などが起こる．

　日々の適切な食物摂取と排泄によって健康が保たれる．

東洋科学の視点から　　呼吸には喜怒哀楽の感情が反映される．例えば不安に駆られると呼吸は早くなる．本間らは能を演じるシテ方の呼吸と脳の活動を調べ，心の内面が激しく揺れて扁桃体の活動が高くなると呼吸が乱れると報告している．心の内面が呼吸に現れる一方で，呼吸の仕方を変えれば気持ちを切り替えることもできる．坐禅による丹田呼吸法やヨガで心を落ち着かせることもできる．数回の深呼吸によっても心を落ち着かせることができる．逆に長時間ゲームに熱中して息をつめているとイライラした気持ちになるのではないだろうか．

第5章

脳の仕組み

<学習のポイント>

- 2000年以上もの昔，心を司る脳が人間にとって特有な構造であることを見抜いていた哲学者がいた.
- 脳を作る神経細胞の情報伝達機能，特に大脳新皮質の機能は人間で著しく発達している．脳を構成する神経細胞が働くには，血液による酸素や栄養分などの供給が必要である.
- アルツハイマー病などの神経細胞の障害について広く把握し，超高齢社会にある日本の問題として，症状の改善，および日常生活への対策を図る.

キーワード：脳，神経細胞，指令する脳，感じる脳，神経細胞の障害，再生，認知症

1. 心はどこにあるか

「心の優しい人」など心を表す言葉には心臓の「心」の文字が使われる．悪いことをしたとき「胸に手をあててよく考えなさい」といわれるように，昔から心は心臓にあると考えられてきた．血液を送る原動力となる心臓こそ心と精神の源と考えたことはもっともと思われる．しかし心臓も移植される現代において，心が心臓にあると考える人はほとんどいない．では心はどこにあるのだろうか．心に関する問題は長い間哲学，心理学，倫理学，宗教学など様々な分野で取り上げられてきた．20世紀になってからは科学が急速に発展し，その中で脳科学が多くの心の問題を解き明かすところとなった．ただ古代ギリシャの時代においても，脳に心の存在を求めていた人はいたようである．医学の父と称されるヒポクラテス（Hippocrates）は次のような言葉を残している．

「人は脳によってのみ，喜びも，楽しみも，笑いも，冗談も，はたまた嘆きも，苦しみも，悲しみも，涙の出ることも知らねばならない．特に，我々は，脳あるがゆえに思考し，見聞きし，美醜を知り，善悪を判断し，快不快を覚えるのである」（時実利彦著「人間であること」より引用）

ヒポクラテスは，心を司る脳が，私たち人間に特有な構造であることも見抜いていたようである．

2. 脳をつくる細胞

神経細胞とグリア細胞　人間の脳は約1000億とも推定される多数の神経細胞で構成されている（図5-5参照）．神経細胞は身体の外部や内部に関する情報を脳に送り，統合し，身体に伝える働きをもつ．1個の神経細胞は細胞体，樹状突起，軸索，神経終末の4つの構成要素から成り立つ（図5-1A）．この形態は神経系の基本単位として，1891年ドイツの解剖学者であるワルダイエル（HWG. Waldeyer）により「ニューロン」と名付けられた．脳内には神経細胞の約10倍の数のグリア細胞があり，多くの突起を出して複雑な編み目を作り，その中に神経細胞を支えている.

ミミズのような無脊椎動物にも神経系があるが，脳と呼べるようなはっきりした構造のものはない．脊椎動物になると神経系の集まりから脊髄とともに脳ができるようになり，さらに人間では脳

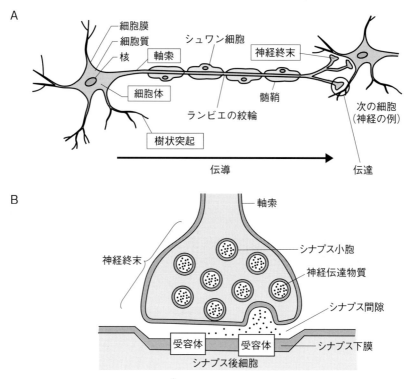

図 5-1 A：神経細胞の基本構造[i]
　　　　B：化学シナプスの構造[ii]

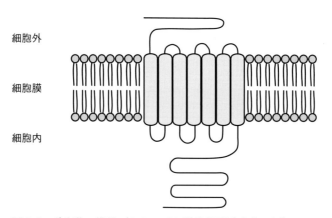

図 5-2 受容体の構造（G タンパク質共役型受容体の例）

に神経系の働きが集中し，脳が心のあり方に大きな影響を与える．

神経細胞の情報伝達｜　神経細胞は外界あるいは身体の内部から刺激を受け取ると，1/1000 秒程細胞の膜の透過性が増し，細胞の外から中へナトリウムイオンが流入して細胞の中がプラス側に傾く．これを神経細胞の興奮という．興奮は 1～100 m/秒という速さで軸索の中を駆け抜ける．軸索の長さは様々で，長いものは 1 m にも及ぶ．神経細胞はこの電気的な興奮によって，情報伝達の

伝達物質	構造式
アセチルコリン (ACh)	$CH_3-\overset{\overset{O}{\parallel}}{C}-O-CH_2-CH_2-N^+(CH_3)_3$
モノアミン ノルアドレナリン (NA)	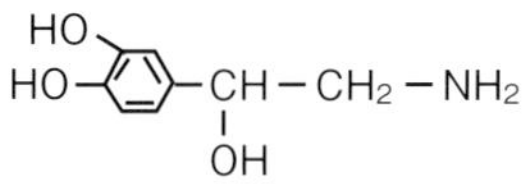 $HO-\!\!\!\!\!\!\!\!\!\overset{HO}{\underset{}{\bigcirc}}\!\!\!\!\!\!\!-CH-CH_2-NH_2$ の下に OH
アミノ酸 ガンマアミノ酪酸 (GABA)	$COOH-CH_2-CH_2-CH_2-NH_2$
ペプチド サブスタンスP (SP)	Arg-Pro-Lys-Pro-Gln-Gln-Phe-Phe-Gly-Leu-Met-NH₂
血管作動性 腸ペプチド(VIP)	His-Ser-Asp-Ala-Val-Phe-Thr-Asp-Asn-Tyr-Thr-Arg-Leu-Arg-Lys-Gln-Met-Ala-Val-Lys-Lys-Try-Leu-Asn-Ser-Ile-Leu-Asn-NH₂

図 5-3　主な神経伝達物質の構造[iii]

役割を果たす. 軸索の末端まで達した興奮は次の神経細胞（または筋や腺細胞）に伝えられる. 神経終末と次の細胞との接合部をシナプスといい，1/5 万～1/2 万 mm 程度の隙間がある（図5-1B）.

　神経末端にある小胞には物質が詰まっている. 軸索の末端まで伝えられた興奮によって物質がシナプスの間隙に放出され，次の細胞の受容体（図 5-2）に結合し，次の細胞に興奮が生じる. このようにシナプスは神経細胞から次の細胞へ情報を伝える中継所の役割を果たしており，シナプスにおいて放出される物質を神経伝達物質という. 神経伝達物質にはよく知られているアセチルコリン，ノルアドレナリンに加えて，アミノ酸やペプチドなどからなる多くの物質がある（図 5-3）.

　神経伝達物質の量が減少したり，次の細胞の受容体が機能しなかったりすると，情報伝達は低下または消失する. また頻繁に使用されるシナプスは稀にしか使用されないシナプスに比べ，シナプス伝達の効率が高まる特徴がある. これをシナプスの可塑性という. シナプスの可塑性は学習や記憶に重要な役割を果たす.

繋がる神経細胞｜ 人間の子は 280 日間を母胎内で過ごすにもかかわらず，脳は非常に未熟な状態で生まれてくる. できることといったら寝ることと乳を飲むこと，泣くこと，それに排泄することくらいだろうか. 哺乳動物の中には生まれて間もなく自分の足で立ち上がり，母親の乳首を探りあてられないと生きることすら叶わない動物も多いことを思うと，人間の子は実に手のかかる生き物である. 時実利彦 1970 年著「人間であること」によれば，スイスの動物学者ポルトマン（A. Portmann）は人間を「生理的早産」であると称し，オランダの教育学者ランゲフェルト（MJ. Langeveld）は未熟で生まれるがゆえに人間が「教育されうる動物」であるといっている.

　脳の発達とは，脳を構成する神経細胞の数が増えることではない. 身体の多くの細胞と異なり，神経細胞は生後の早い時期より分裂増殖しなくなる特徴がある. 神経細胞の細胞体が大きくなるわけでもない. 脳の発達とは，ひとつひとつの神経細胞の突起が伸びて，他の神経細胞と絡み合うかのように繋がっていく様を意味する. 神経細胞の突起同士の繋がりは環境因子の影響を大きく受ける.

神経回路の構築・再構築│ 乳幼児期には脳の神経の突起が発達し，シナプス数が増えて，神経回路の形成が盛んに行われる．時実によれば，神経回路の基本的な形成は3段階を経てなされる（**図 5-4**）．第1段階は生まれてから3歳頃まで，この時期は模倣の時期といわれる．乳幼児の周りを囲む養育者の影響が極めて大きな時期である（2章参照）．第2段階は4〜7歳頃まで，この時期は保育から教育に移行する時期に対応する．小学校に入学し読み書き計算を習い始めるこの時期は，ちょうど脳の発達に即

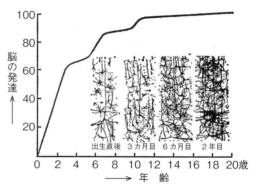

図 5-4　脳の発達段階と神経細胞の突起の発達
（時実利彦より[iv]）

している．第3段階は10歳前後，この頃になると神経細胞の基本的な配線はほぼ完成する．その後，青年期，成人期，高齢期を経て，環境の影響のもとに学習や経験を重ねることによって神経回路の取捨選択が行われ，無駄を省いた効率の良い神経回路へと再構築されていく．

3.　大量の酸素とエネルギーを使う脳

　脳は多数の神経細胞とこれを支えるグリア細胞に加え，縦横に走る無数の血管と，脳を浮かせるようにしながら保護している脳脊髄液より構成されている．脳は頭蓋骨の中に収まり，成人では約1.3 kgの重さをもつ．体重の2〜3%程度に過ぎないが，心拍出量の約15%に相当する血液を受けとり，全身の酸素消費量の20%近くを消費する．

　脳は大量のエネルギーを必要とするにもかかわらずエネルギー基質の貯蔵量が少ないので，エネルギーを血中のブドウ糖からとる必要がある．このため他臓器と比較して脳は虚血に対して非常に弱く，人間では脳血流が完全に遮断されると10秒以内に意識を消失し，8〜12分間で非可逆的な脳の障害が起こる．

4.　脳の特徴

脳の構造と働き│ 脳は大脳，間脳，小脳，脳幹に分けられ（**図 5-5**），大脳の灰白質は発生学的に新しい大脳新皮質，古い大脳辺縁系，皮質の内側にある大脳基底核よりなる．人間では大脳新皮質は著しく発達し，学習，統合，理解，認識，判断などの高次神経機能を司っている．大脳辺縁系は記憶，恐怖，怒りなどの情動・本能行動に，大脳基底核は運動や姿勢の制御に関与している．間脳は視床と視床下部よりなる．外界や身体内部からの情報はすべて一旦視床に集まり，そこから大脳新皮質などに広く投射する．視床下部には摂食，飲水，体温などの自

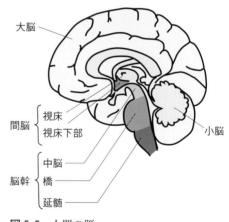

図 5-5　人間の脳

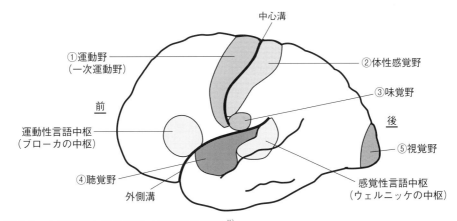

図 5-6　大脳皮質の機能局在（左半球外側面）[ii]

律機能の統合中枢，ホルモン分泌調節中枢がある．小脳は運動の調節を行い，身体の平衡を保つ働きがある．脳幹は延髄，橋，中脳よりなり，呼吸，循環，消化，排尿などの生命維持に主要な調節中枢がある．

著しく発達した大脳　ヒポクラテスが心の存在を脳に求めてから 2200 年以上も過ぎた頃，オーストリアの医師ガル（F. Gall）はあらゆる精神は脳の中でも大脳の表面を覆う大脳皮質（新皮質）で分業的に営まれるとする説を唱えた．この大脳機能局在説には科学的な根拠がなかったが，1861 年にフランスのブローカ（P. Broca）が，1874 年にドイツのウェルニッケ（C. Wernicke）が相次いで大脳の特定の場所に言語を司る場所が存在することを示し，大脳機能局在説は真実味を帯びるところとなった（**図 5-6**）．その後，ドイツの解剖学者ブロードマン（K.Brodmann）が作成した人間の大脳皮質の脳地図は現在でも用いられている．同じく大脳の機能局在を人間について明らかにしたアメリカの脳外科医ペンフィールド（W. Penfield）は「脳と心の正体（Mystery of the mind, 1975)」という著書の中で，脳はコンピュータ，心はプログラマーという二元論を提唱している．

　大脳は左右 1 対の半球状の大脳半球から成り立ち，その間に脳幹が挟まれた構造になっている．大脳にはたくさんのしわや溝があり，表面は前頭葉，頭頂葉，後頭葉，側頭葉に分けられる．頭頂葉には主に皮膚からの感覚を受け取る体性感覚野，後頭葉には視覚野，側頭葉には聴覚野がある．前頭葉には主に筋肉の運動に関与する運動野があり，足や手，体幹，頭の運動に対応する部分が配列されている（**図 5-7**）．

指令する大脳　大脳新皮質には感覚野や運動野が存在するが，これらの皮質領野は皮質全体からみればごく一部に過ぎず，あとは広い連合野からなる．連合野は発生学的に最も新しく，特に人間でよく発達している．連合野には前頭連合野，頭頂連合野，側頭連合野，後頭連合野などがある．前頭連合野は人間でとりわけ発達が著しく，そのために人間は高次の精神機能，すなわち思考，言語，認識，判断，学習などの機能を持つことができる．

　様々な感覚は大脳新皮質の感覚野で捉えられるが，見た物，聞いた音などを認識するには連合野が必要となる．前頭連合野では体性感覚野や視覚野などで受け入れた感覚性情報を総合し，過去の

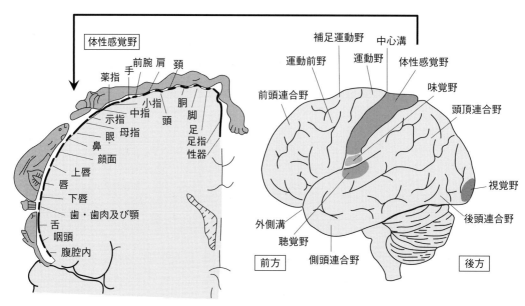

図 5-7 大脳皮質の種々の感覚野

経験と照合して理解し判断を行った結果，意志が決定される．この決定に基づいて運動野にある運動ニューロンを適切に組み合わせて複雑な行動を遂行することになる．"見れども見えず" "聞けども聞こえず" というように，脳への入力と心に感じる，あるいは認識をすることは別である．脳は環境に関する多数の情報から必要なものを選択して認識している．

　人間の成長過程において，前頭連合野の神経回路は比較的"ゆっくり"と形成される．さらに神経回路のシナプス伝達は可塑性を備えており，身体の外部や内部からの刺激を受けることによっても働きが促される．環境の影響を受けながら他の神経系に比べて最も遅く神経回路を形成する前頭連合野の機能は，大脳辺縁系と密接に繋がって豊かな情緒を育て，さらに間脳，脳幹，脊髄とも神経回路を形成して，身体全体に張り巡らした神経系を介して人間らしさとなって現れる．

5. 環境の変化を受け取るしくみ

感覚の特徴　私たちの祖先は猛獣から逃げるために，あるいは食料を得るために，常に外界の状況を把握して行動していたであろう．感覚には古くから「五感」といわれた視覚，聴覚，触覚，味覚，嗅覚があり，さらに皮膚の様々な感覚，手足の関節の動きや身体各部位の位置感覚，平衡感覚などもある（**表 5-1**）．血液の浸透圧や血圧，膀胱の充満度など，ほとんど意識に昇らない身体内部の感覚もある．

　人間の眼は 400～800 nm の光線を捉えるが，赤外線や紫外線を受けても感覚は生じない．眼や耳などの感覚器官にはそれぞれ特殊な刺激に応じる感覚受容器が存在する．感覚受容器で受け取られた感覚の情報は，神経系を通って大脳新皮質の感覚野に送られて様々な感覚を起こし，さらに連合野に送られて認識される（**図 5-8**）．

感じる脳　感覚情報は外界に関する認識を起こすばかりでなく，大脳新皮質と同時に大脳辺縁系

表 5-1　感覚の受容と認識[viii]（重要な用語のみ示した）

	体性感覚		視覚	聴覚	平衡感覚	嗅覚	味覚
認識の例	身体の部位 二点弁別	温度，痛み	遠近，方向	言語の理解	空間識	快，危険	甘，塩
大脳皮質 感覚野 [投射部位]	頭頂葉- 体性感覚野	頭頂葉- 体性感覚野	後頭葉- 視覚野 視放線	側頭葉- 聴覚野	頭頂葉- 体性感覚野	前頭葉- 眼窩前頭 皮質	頭頂葉- 味覚野
視床 [中継核]	腹側基底核 （後腹側核）	腹側基底核 （後腹側核）	外側膝状体	内側膝状体			
脳幹 [中継核]	後索核			蝸牛神経核	前庭神経核		孤束核
脊髄 [求心路]	後索- 内側毛帯路	脊髄- 視床路					
交叉部位	延髄	脊髄	視索※ 視交叉（半 分）	脳幹			脳幹
求心性神経	Aβ 線維	Aδ，C 線維	視神経	蝸牛神経	前庭神経	嗅神経	顔面神経 舌咽神経
感覚の種類 と受容器	触・圧・振動 伸展・緊張 機械受容器	冷・温・痛 機械受容器 侵害受容器	光 網膜 （視細胞）	音 有毛細胞	重力 有毛細胞	匂い 嗅細胞	味 味細胞

※交叉部位は視交叉．その後視索となる．

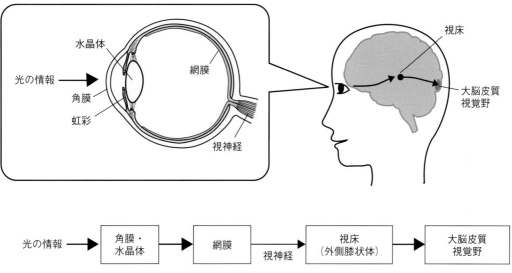

図 5-8　眼の構造と視覚伝導路

などにも作用して，記憶として残ったり情動を生み出す．大脳辺縁系は人間以外の動物でも発達しているので，動物にも恐れのような情動はかなり発達している．人の情動は快や不快，恐れや怒りだけでなく，絵画を観て美しいと感動したり，もの悲しさを感じたりと非常に複雑で繊細である．このような豊かな感性が脳のどこで生み出されているかは明らかでないが，人で著しく発達した大脳新皮質が関与していると考えられる．

　感性を磨くには脳の発達段階に合わせて必要な感覚情報が脳内に入り，認識と同時に情動が働くことが重要である．感覚を適切に使うことによって人間性，特に理性と感性・情緒をバランス良く発達させることが可能となる．

6.　意識・注意

__眠りと目覚め__　先生の講義の声が子守唄のように心地よく，やがてすっかり聞こえなくなる，というような学生時代の経験は誰もが記憶にあることと思われる．特に昼食後に眠くなる現象は，食後，交感神経系より副交感神経系が高まり，あたかも睡眠時のような体の状態を作り出し，意識の高い状態から睡眠相へと身体が変化する．乳児はお乳を飲みながら次第に眠りに落ちる．スペインではシエスタという昼寝の習慣がある．

　意識とは，覚醒状態で刺激に反応できる脳の活動状態をいい，その反対に睡眠時のように刺激に反応しない脳の活動状態は意識とはいわない．ただし，意識と無意識の境界は厳密には分けにくい．

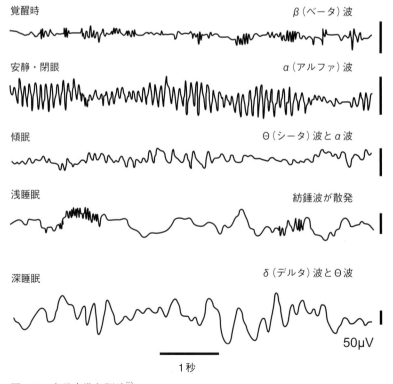

図5-9　意識水準と脳波[ii]

　覚醒は，感覚情報が脳へ向かう際に賦活系が働くことで誘発される．脳波上覚醒時にはβ波またはα波がみられるが，α波は閉眼して雑念を持たない時に出現し，β波は眼を開けて視覚が働くと瞬時に出現し，眼を開けている限りβ波がみられる（**図 5-9**）．しかしβ波は開眼時だけでなく，閉眼時でも頭の中に色々のものを思い浮かべると出てくるので，脳波を発見したベルガー（H. Berger, 1904）は，脳の中には視覚と無関係に精神作用が存在すると述べている．また悟りを開いた僧侶では，開眼時でもα波を出し続けるような精神活動をする時がある．

意識の集中｜周囲で起こっている様々な変化は，視覚や聴覚などの情報として絶えず脳に送られているが，その中から特定の事象に意識を集中させることができる．このように情報の中からある情報に意識を集中させることを注意という．
　眠っている時には音楽も耳に入らなくなることから，注意は明らかに意識水準と関係がある．

7. 性格・気質

　人の行動には千差万別，個人差がある．同じ状況に遭遇しても，皆が同じような行動をとるとは限らず，その人ごとの独特な固有の行動を示す．性格やパーソナリティは個人の行動の独自性の特徴を説明する概念である．性格（character）は，個人に特有の性質，言葉や動作に持続的に一貫して現れる傾向を意味する．性格とほぼ同じ意味で使われているパーソナリティ（personality）は，一般に，情動的な面の他に知的な面も含めるときに用いることが多い．
　性格・パーソナリティは，中心に遺伝的要素の強い生理学的特性としての気質があり，その周りに生後2-3歳頃までに作られる気性，さらにその周りに親子関係，友人関係，職場関係などで形成される習慣的性格，最後に社会的要請に基づく役割性格が加わって形成されると考えられる（**図 5-10**）．性格・パーソナリティの形成や発達には，遺伝と環境という2つの要因が相互に複雑に作用しながら関わっている．
　人間が外界の情報を取り入れ，環境に働きかける能力には，生まれながらにして個人差がある．新生児期にすでに眠りの深い児，浅い児がいる．このような環境の影響を受ける前からある個人差を気質という．気質は胎生期に形成される神経系の反応特性により形成されると考えられている．性格・パーソナリティの形成には，親兄弟などの家庭要因，学校などの社会的要因，各社会に存在

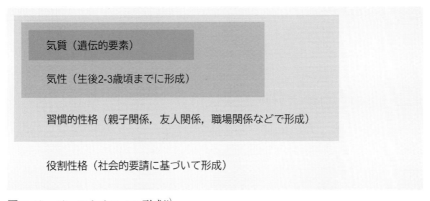

図 5-10　パーソナリティの形成[v]

する特有の文化に関する文化的要因などの環境要因も大きな影響を及ぼす.

8. 神経細胞の障害と再生

アポトーシス｜ 胎児のある時期に脳の神経細胞は急に分裂・増殖するが，その増えた細胞の半数以上はアポトーシス（積極的，機能的細胞死）とよばれる自殺死を遂げて消滅する. 生き残った細胞はその後線維を延ばしたりシナプスを作ったり，大活躍をすることになる.

　アポトーシスは人間の脳のみで起こるものではなく，動物の脳でも起こる. また脳に限らず，すべての細胞で起こる. 昆虫や両生類などでみられる変態，例えばカエルがオタマジャクシからカエルになる際に尾が無くなる現象の基本に細胞のアポトーシスが働いている. アポトーシスを起こす細胞は，自ら自分の核を凝集させて細胞体は縮小し，DNA の断片化が起こり，細胞体はばらばら（アポトーシス小体）になる（図 5-11）. するとその細胞の残骸はマクロファージに食べられて消滅する. なぜ自殺をするのかの原因については，あらかじめ遺伝子に組み込まれているとされるが，詳細は解明されていない.

ネクローシス｜ 神経細胞に栄養が足りなくなったり，血流が止まって酸素が与えられなくなったり，毒物が作用したりすると，細胞はネクローシス（壊死）とよばれる死に至る. これは受身的な死あるいは他殺と考えられる. この場合，細胞体やミトコンドリアが膨大化し，細胞小器官が傷害され，細胞膜の破壊が起こり，細胞は融解する（図 5-11）.

神経系の再生｜ 生後，神経細胞の線維は延びたり，枝分かれしたり，シナプスを作ったりするが，

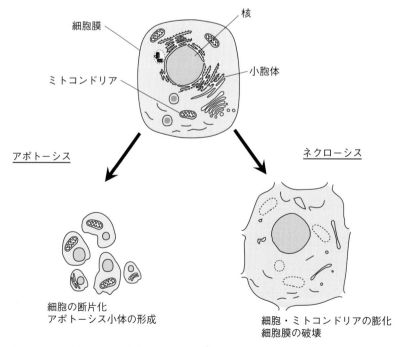

図5-11　アポトーシスとネクローシス[vi]

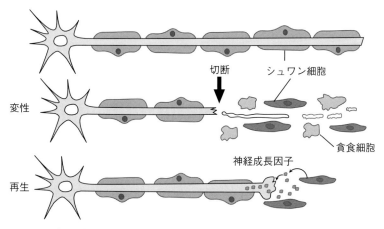

図 5-12　末梢神経切断後の変性と再生

細胞そのものは分裂増殖することはない．生後生き残った神経細胞は一生涯生き続ける．

　手や足に怪我をし，末梢神経が切断されても，細胞体が傷害されない限り，神経線維は再生される．末梢神経線維はその周りをシュワン細胞で取り囲まれており，栄養も毛細血管から直接受け取るのではなく，シュワン細胞を通して受け取っている．神経線維が切断されると，切断より末梢側では変性を起こして死滅する．その場合シュワン細胞も一緒に死ぬが，やがて一部残存しているシュワン細胞が分裂・増殖する．シュワン細胞は神経成長因子を出して神経線維の発達を促進させる．1 日に約 1 mm の速さで神経線維は再生される（**図 5-12**）．

　中枢神経系ではシュワン細胞の代わりにグリア細胞が神経の周囲にまとわりついている．神経線維が生後切断されると，切断部より末梢側の線維は死ぬ．切断部より中枢側の線維は生きている．死んだ線維は食細胞に食べられる．また切断部にはグリア細胞が集まり，生き残った神経線維の発育・再生を妨害する．従って中枢神経の中では切断された神経線維の再生は起こらないと考えられてきた．しかし最近，脳の中でも神経線維が再生しうる事実が数多く報告されてきている．

9. 脳を作る神経細胞の障害

アルツハイマー病　これまで述べてきたように，脳にある約 1000 億個の神経細胞は，判断を下す部位や会話を調節する部位など，働きを分担している．各部位に至る血管が詰まったり破れたりして血流が途絶えると，その部位の神経細胞は死んでしまい機能を失う．ドイツのアルツハイマー（A. Alzheimer）は 1901 年頃に記憶，認識，判断などができなくなって数年後に死亡した患者の脳について調べ，大脳全体（特に海馬や大脳新皮質）に萎縮が認められ沈着物があること，神経線維の中に固い束のようなもの（神経原線維）が詰まっていることを報告した（**図 5-13**）．アルツハイマー病と名付けられたこの病気は，記憶力や判断力などが失われ，日常生活が妨げられる認知症の 70 ％近くを占める．症状は物忘れに始まり，物事の段取りができなくなる，怒りっぽいなど性格変化や認知障害が徐々に進む．

　アルツハイマーの報告から一世紀，沈着物（老人斑）と神経原線維変化の正体はそれぞれアミロイド β 蛋白とタウ蛋白であることが判明した．以来，アミロイド β 抗体などアルツハイマー病治療

A　正常　　　　　　　　　　　　　　　　　　　　　B　アルツハイマー病

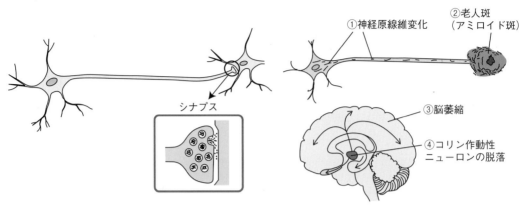

図 5-13　アルツハイマー病における神経系の異常[vii]

薬の開発が進められている．糖尿病患者の脳内でインスリンシグナルの異常などによりアミロイド βが蓄積されやすくなるという報告もある．

　アミロイド β 蛋白やタウ蛋白の異常蓄積に加え，アルツハイマー病患者の脳内ではアセチルコリンの量が低下することも知られている．杉本八郎氏はアセチルコリンの分解を防ぐコリンエステラーゼ阻害薬の開発に取り組み，1996 年にアルツハイマー治療薬「アリセプト（商品名）」の新薬承認を米国で得た．アリセプトは現在多くの国で使用され，アルツハイマー病の認知機能障害の改善あるいは進行を遅らせる作用を発揮する．ただし長く使用していると副作用が起こることが報告され，長期投与には注意が必要とされる．

【認知症】　認知症とは脳の障害によって認知機能が低下し，日常生活が難しくなった状態をいう．鬱症状やせん妄，薬害など，治療可能な症状と間違いやすい．認知症には上述のアルツハイマー病以外に，脳血管性認知症（約 20％），レビー小体型（約 4％）などいくつかの種類がみられるが，いずれも進行性であり，早期の対応が重要とされる．

　近年，記憶障害があるものの，他の認知機能や人格が比較的よく保たれている例が報告されるようになった．症状ではアルツハイマー病と診断されることも多いようだが，従来のアルツハイマー病と異なり，海馬を中心に神経原線維変化があるものの老人斑がみられない．非アルツハイマー性認知症の一つとみなされ，神経原線維変化型老年期認知症と名付けられている．脳の老化が加速された病態と考えられており，90 歳以上の認知症患者の約 20％を占めるともいわれる．

【認知症の改善】　認知症への根本的な治療法は見出されていない．薬物療法では上述のコリンエステラーゼ阻害薬が用いられることが多い．非薬物療法として回想法，音楽療法，運動療法などがある．中でも嗅覚刺激による脳の活性化法が早期の対策として注目されている．

　認知症に至らない軽度認知障害では生活習慣の改善が有効との報告がある（p.98 参照）．

【東洋科学の視点から】　素問（宣明五気篇）では「心は神を蔵す」とし，霊枢（邪客篇）では「心は精神の存する所」とされており，心は精神機能をつかさどるとされている．このため心に病変が生

じると恐怖・不眠・健忘・意識の昏迷などの精神状態の乱れが生じる.

　東洋医学には体表の特定の部位を刺激して体調の調整を図る療法がある. 経験的に選ばれた特定の部位をツボ（経穴）という. ツボは合谷, 足三里など四肢に多く分布する. 手足の刺激による感覚神経の情報は脳に入り, 内臓の働きに影響する自律神経中枢に直接連絡することが知られている. このように, 基礎医学研究の進歩が古代から伝承されてきた東洋医学の効果を解明する上で大きな手掛かりとなりつつある.

第6章

自然への適応

<学習のポイント>

● 富士山の山開きには日の出にあわせ，大勢の人たちが山に向かう．昔から人は日の出とともに動き，日の入りとともに休んでいた．生物は昼夜のリズムに適応して生きている．一方，現在では昼夜の別なく社会生活が行われ，リズムが無理に変えられている場合がある．

● 身体には睡眠，覚醒，体温にみられるように様々なリズムが備わっている．また，朝夕の温度変化に適応する体温調節，暑さや寒さへの気候馴化などがみられる．適応も限界になると発熱，高体温，低体温などの体温異常が起こる．

● 人間は地球が織り成す自然のリズムに触発されて壮大な文化を創り，世代を繋いできた.

キーワード：地球のリズム，身体のリズム，身体の適応，生きる力，芸術，文化

1. 地球のリズム

　地球は太陽の周りを公転しており，四季という形で自然の変化をもたらす．また地球の自転は昼夜の変化をつくりだす．昼と夜では，太陽からのエネルギーの量が異なる．生物は大昔，太陽のエネルギーに依存して発生し，単細胞生物から哺乳動物の人間に至るまで，昼夜のリズムを持って活動している生物が生き残り，身体のリズムを持たない生物は淘汰されたと考えられる．生物が昼夜のリズムを持ったのは，自然環境への巧妙な適応の例といえよう.

　太陽が地球につくりだす自然の変化は人の心に訴え，ヘミングウェイは「陽はまた昇る」を，ビバルディは「四季」のような不朽の作品を残している．高い知能と感性を併せ持つ人間は言語や文字を使ってコミュニケーションを図り，芸術，宗教，哲学，科学などの壮大な文化を創り上げてきた.

2. サーカディアンリズム

　昼夜に依存する生物の活動リズムを，日内リズムまたはサーカディアンリズムとよぶ．進化の過程で昼間に活動する昼行性の生物と，夜間に活動する夜行性の生物が発生した．しかし光から隔離した環境下に生物をおいても，生物の活動はおよそ24時間の周期を示す.

　サーカディアンリズムは脳の中で発生する．脳内の視床下部にサーカディアンリズムの発生に関わる神経細胞が存在し，体温やホルモン分泌など様々な生理機能のリズムを制御している．サーカディアンリズムで最も顕著なものが睡眠と覚醒のリズムである.

3. 身体のリズム

自律神経　自律機能の多くは，睡眠と覚醒のリズムに同調してサーカディアンリズムを示す．覚

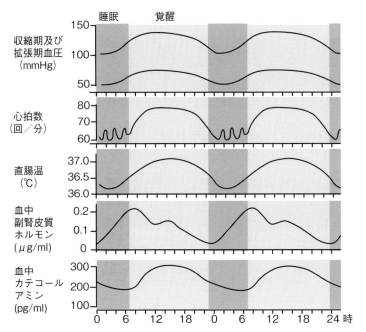

図 6-1　種々の自律機能のサーカディアンリズム[i]

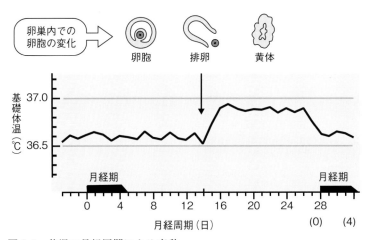

図 6-2　体温の月経周期による変動

醒時には体温や血圧，心拍数などが高まり，活動しやすい状態になる（**図 6-1**）．一方，睡眠時には体を休めて次の活動に備えるようにする．一般に日中には交感神経系の活動が高まり，夜間には副交感神経系の活動が高まる．生体はこうしたリズムを持つことで環境に適応できると考えられる．

体温のリズム｜　体温も規則正しいサーカディアンリズムを示す．女性では月経周期（約28日）に対応した体温変動もある．月経期から排卵前まで低温期が続き，排卵を境に高温期となり，次の月経で再び低温期に入る．低温期と高温期の間には約0.3℃の差がある．体温上昇は卵巣から分泌される女性ホルモンの影響による（**図 6-2**）．

心拍・呼吸のリズム｜　心拍数は毎分約 70 回，呼吸は毎分 12〜20 回という基本的なリズムを持ち，日中回数が多くなるというサーカディアンリズムを示す．心臓の基本的なリズムはペースメーカーである洞房結節の自動能に依存するが，自律神経やホルモンなどの影響も受ける．呼吸の基本的なリズムは脳幹の呼吸中枢で決められているが，その活動は低酸素や血圧変化などによって大きな影響を受ける．

ホルモンのリズム｜　多くのホルモンの血中濃度もサーカディアンリズムを示す．例えば副腎皮質から分泌されるホルモンの血中濃度は，活動に先立って早朝に高まり，深夜に最も低くなる．このリズムは急に睡眠時間をずらしたり徹夜をしたりしても保たれるが，夜勤の生活を長く続けていると活動のリズムに適応して夕方増加するようなリズムに変わってくる．同じ副腎でも副腎髄質から分泌されるカテコールアミンは，昼に高く夜に低いリズムを示す（**図 6-1** 参照）．

季節のリズム｜　生体のリズムは季節によっても変動する．例えば基礎代謝は冬に亢進し，夏に低下する．季節に伴う身体機能のリズムは季節病と関連するといわれ，冬に発症する季節性うつ病や冬に流行する呼吸器疾患などがある．

4. リズム変化への適応

　サーカディアンリズムは外部環境によって著しい影響を受ける．昼夜の明暗の変化や日常生活の中での社会的要因などによってサーカディアンリズムが無理に変えられてしまうこともあり，「ソーシャルジェットラグ」ともよばれる．

位相のずれ｜　海外旅行などで東に向かって飛行した場合には 1 日の長さが短縮され，位相を前進させる必要が生じる．逆に西へ飛行した場合には 1 日が延長され，位相を後退させる必要が生じる．生体の日内リズムはすぐに位相を変えることができないため，昼夜のリズムと体内のリズムにずれが生じ，胃腸障害や睡眠障害など身体に様々な不調が起こることも多い．一般に東向きの飛行による位相の前進は，位相の後退よりも生体のリズムの適応に無理がかかるといわれている．

日勤・夜勤｜　看護師や医師，守衛などの職業では日勤と夜勤の交代制を余儀なくされ，体内リズムが強制的に変えられる．その適応に個人差もあるが 3〜5 日を必要とする．その場合，位相を前進させるよりは後退させるようにすれば，身体への負担が少なく体調を整えやすいと考えられる．

リズム異常の正常化｜　生体のサーカディアンリズムに最も影響を与えるのは光であり，リズム異常の患者に対して光照射による治療が行われている．ビタミン B_{12} やメラトニンが同調促進作用を持つといわれている．ほかにも食事や睡眠と覚醒のスケジュール，特に人間では時刻の認知や社会的活動も重要な同調因子と考えられている．したがって朝陽を浴び，規則正しい生活スケジュールで暮らすことがリズム異常の正常化に役立つ．

5. 温度変化への適応

　細胞が生きるため，身体は常にブドウ糖と酸素を使ってエネルギーを生み出している．身体はエネルギーの約40%を使うことができるが，残りの約60%は熱となり，体を温めるもととなる．

脳の温度|　脳の温度は約37℃に保たれている．脳温が43℃以上になると神経細胞のタンパク質は熱によって変性し，その結果神経細胞のほとんどが死ぬ．逆に脳温が下がりすぎると機能を失い，その結果意識を失うことになる．冬山で遭難したときなど，脳の温度が下がると眠くなり，眠るとさらに体温が下がって死に至る危険性が増すので，絶対に眠ってはいけないとされる理由は，脳温を下げないためである．脳の温度の大きな変化を防ぐために，身体には環境温の変化に対応して体熱の産生と放熱を調節し，体温を一定範囲内に保つしくみがある．脳の温度を守るため，体温調節があると考えることもできる．

体温調節|　外気温の変化は皮膚の温度受容器（または脳の温度受容器）でモニターされ，その情報は神経を伝って脳の視床下部にある体温調節中枢に伝えられる．暑いときには放熱を起こすしくみ，寒いときには産熱を起こすしくみが働き，身体の体温は一定範囲内に保たれる．健康成人の体温は一般に腋窩温で36.0〜36.7℃，舌下温は36.5〜37.0℃，直腸温は37.0〜37.5℃に維持される．

暑さへの適応|　暑さへの適応の際には，皮膚の血流量が増加して身体内部の熱が体表面に伝わり，皮膚表面からの蒸発や発汗により熱が逃げ出す（**図6-3A，4**）．この際，塩分の喪失を防ぐため副腎皮質からアルドステロンが分泌される．アルドステロンは汗腺でのナトリウムイオンの再吸収を促し，汗の中の塩分量を減らす．また汗による体液の喪失を防ぐため下垂体からバソプレシンが分泌され，尿量が減るようになる．喉が渇き水分摂取も増えて水分の喪失を防ぐ．

A 外気温上昇時　　　　　　　　　　　　B 外気温低下時

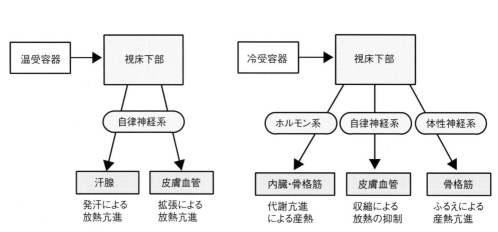

図6-3　体温調節[i].

　熱帯に住み，一年中昼も夜も暑い気候に曝されている人は，あまり汗をかかない．蒸発しないで流れ落ちる汗は放熱には役立たないので，暑さに十分適応すると，体液を無駄に失わないで，効率的な発汗をするようになるのだろう．また暑熱環境下で生活することの多い民族は，体型が細く手足が長く，体重に対する体表面積の割合が大きいので，汗をかかなくても体表面から十分に熱を逃がすことができる．このように人は長期の気候変化に曝されると，身体に生理的変化が生じて暑さ寒さに耐えられるようになる．この過程は気候馴化とよばれる．

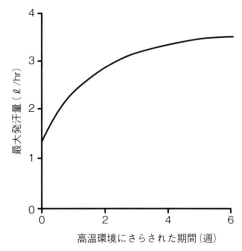

図 6-4　高温環境における発汗量の変化[ii]

寒さへの適応｜　寒さへの適応の際には，皮下脂肪を増やしたり皮膚の血管を収縮させて，体表から熱を逃がさないようにする（**図 6-3B**）．熱を生み出す機構には，運動による産熱や筋肉のふるえ，甲状腺ホルモンやカテコールアミンの分泌増加による代謝の増加などがある．寒さへの適応の際には骨格筋によるふるえ産熱から，より効率の良い肝臓などでの非ふるえ産熱に変化する．

　極地に暮らす民族では低体温が当たり前となり，寒冷に適応している．ただ人類はもともと熱帯に誕生し進化した生物なので，体毛や褐色脂肪組織などの寒冷に適した機構を十分には備えていない．そのため断熱性の高い衣服を着用するとか暖房で部屋を暖めるなどの工夫をして，厳しい寒冷地方でも生活している．

6. 体温と適応の限界

発熱｜　正常では産熱と放熱の平衡が保たれるが，感染症や腫瘍，脳出血などの病的状態では細菌の毒素，ウイルス，破壊組織などの発熱物質が原因となり，発熱が起こる．

高体温｜　暑さと寒さがある限界を超えると，人は生理的な適応ができなくなる．炎天下や高湿，無風といった厳しい環境下で激しい作業や運動を行っていると，放熱の限界を越えて産熱が極端に増え，体温が正常範囲を超えて上昇し，脱力感や失神など熱中症の症状を起こす．熱中症から熱射病に進むと体温調節中枢の機能が障害され，体温の急上昇にもかかわらず発汗も皮膚血管の拡張もみられず，意識が障害される．解熱剤は効かないので，冷たい水で身体を拭いて風を送るなどして体温を下げるが，意識障害が長引く例では死亡することもある．

低体温｜　冬山など環境温度が著しく低い場合，また飲酒後など体温調節機能の低下時に寒冷に曝された場合，体温が正常範囲を下回り低体温になる．低体温になると体温調節機能が障害され，全身での熱産生が低下する．また種々の感覚機能，脳の機能も低下する．さらに体温が低下すると脳幹の自律機能中枢が障害され，呼吸中枢の障害により呼吸困難が起こり，循環中枢の障害により血圧が低下して意識を失う．体温が 25〜30℃ まで低下すると心衰弱のため死亡することもある．

7. 身体内部の生きる力

　動物も人間も生きる原動力がないと，束縛の多い社会的集団内で努力をしてまで生きることをしないであろう．生きる原動力には食欲のように遺伝子で伝えられるいくつかの本能があり，動物も人も本能に基づいて食物を求め，食欲を満たして満足する．

本能とは何か｜　鮭が産卵のために急流を遡ったり，ツバメが冬を迎える頃一斉に南半球に向かって飛び立つなど，動物が各々の生存のために種に特異的な行動を起こすことが知られている．人間も例外ではなく，人間に特異的な本能行動がある．新生児は空腹になると吸引行動をする．ある状況の下で，自動的に生じてくる生存にとって必要な行動を本能行動という．本能行動には，摂食行動，飲水行動，性行動などがある．本能行動は，運動神経系，自律神経系と内分泌系の協調作用によってはじめて可能となる．

本能行動はどのように生じるか｜　大脳の視床下部には種々の本能行動及び情動行動を引き起こす中枢が存在するが，実際にその時々の状況に応じて適切な行動をとることができるのは，視床下部よりも上位の大脳辺縁系で統合された命令が，視床下部の中枢を制御しているためである（**図5-5**参照）．大脳辺縁系の一部が障害されると，情動に関連した種々の行動変化が起こりやすい．例えば扁桃体といわれる領域が破壊されると，ある動物では従順になり，何をしても逆らわなくなる．逆にある動物では非常にどう猛になる．食べられるものと食べられないものとの区別がつかなくなるためか，あらゆる種類の食物を口に入れるようになったりもする．

食欲と摂食行動｜　空腹になると"食べたい"という欲求，すなわち食欲が生じ，それによってものを食べる行動が起こる．ただ空腹でも食欲に繋がらないケースもある．ライオンはどんなに空腹でもトマトを食べないという．トマトを見ても食欲が湧かないからである．
　満腹になると，食べたいという欲求が消失し，食べるのをやめる．
　空腹感と満腹感を起こす脳の神経回路は，摂食行動を調節し，細胞のエネルギー源となるブドウ糖の量を適正に保つことによって，体重をあるレベルに維持するのに重要である．

生きる力と欲求｜　空腹を感じたら何かを食べたい，喉が渇いたからジュースを飲みたいというような生理的欲求，親や先生から褒められたい，社会に役立ちたいというような人間関係で生じる欲求など，様々な欲求がある．それらの欲求に基づいて何かを食べようとする，飲もうとする，勉強する，働くなどの行動をとる．このように欲求は人間の生きる力となっている．

欲求の種類｜　欲求には飢え，渇き，性，睡眠など，私たちが生き，種の生存のために必要であり，生まれながらに備わっている生理的欲求（一次的欲求）と，ある集団に属する，目標を達成するなど生育過程で発達し，個人の経験や環境に影響を受けながら作られる社会的欲求（二次的欲求）がある．
　人間の欲求は階層構造を持つと示したのが心理学者のマズロー（AH Maslow, 1954）である．一

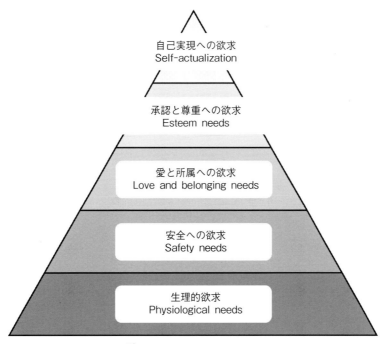

図6-5　欲求の階層構造[iii]

次的欲求に「生理的欲求」があり，その上に「安全への欲求」，次に「愛と所属への欲求」，さらに「承認と尊重への欲求」がある．これには探究心，好奇心，意味や知識に対する欲求も含まれる．そして最も高次の欲求に，認識や美的な欲求とともに「自己実現への欲求」がある（図6-5）．

<u>欲求不満</u>　欲求は満たされると満足するが，現実には他人の欲求と重なる，社会の規則に縛られるなどで，欲求が満たされない場合には欲求不満になる．

　欲求不満の原因となる障害には，外的障害と内的障害がある．外的障害には，自分の欲しいスマートフォンが売切れで手に入れられない，というように目標物がない場合や，猫を飼いたいがマンションの規則で飼えない，やりたいことを親が許さないなど，社会的規則や対人的な要因などがある．内的障害には，自分の能力不足のために試験に合格できない場合などがある．複数の欲求や，相対立する欲求を同時に持って，どれを選ぶかで葛藤が起こることもある．

8. 生きる力と芸術

　人間の場合，生きる原動力の一つとして感性が大切である．自然の美しさや人の美しい行動などは人間の感性に触れ，人を感動させ，生きる喜びをもたらす．美の本質は古代から自然界の中にあり，人間はそれに触発されて芸術を創り出してきた．芸術には視覚を介する絵画のような視覚芸術，聴覚を介する音楽のような聴覚芸術，言語に基づく小説や詩などがある．

<u>視覚芸術</u>　絵画，彫刻，建築などがある．
　①　**絵画**：幼児は2歳くらいになると，盛んに様々な形を描き始め，成長とともに意味を持った

絵を描くようになる．人間は誕生以来自然の姿を絵として描いたに違いない．紀元前1万5千年頃に描かれたフランス・ラスコー洞窟やスペイン・アルタミラ洞窟の動物の絵が残存している．当時すでに人間は共同して大規模な美しい動物の絵を描いていた様子が伺える．そのころ人間は野生動物の狩りをしていたと考えられるが，牛に対する祈りともとれる宗教心を表現していたものと解釈されている．

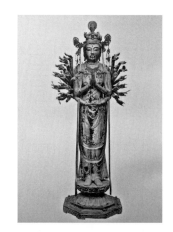

図6-6　三十三間堂の千手観音立像（湛慶作）[iv]

　エジプトでは，紀元前27世紀頃から王の墓として築かれていたピラミッドの中に，多数の神々，人の死後の世界などを描いた絵が見られる．日本では6世紀頃から仏教を絵で伝える宗教画が，12世紀頃になると歴史的物語を絵で伝える絵巻物が盛んに描かれるようになった．

　② **彫刻**：彫刻は自然の中で刻々と変わる姿を瞬間の時間内に固定して表現し，時間を超えて生命感を持たせる．

　古い彫刻では紀元前2万年頃，多産を願って作られた女性の裸像の彫刻が残っている．巨大な彫刻としては12～15世紀頃に盛んに作られたイースター島のモアイが知られている．日本では三十三間堂の千手観音像などの仏像が大切に保存されている（**図6-6**）．

　③ **建築**：厳しい自然環境の中で寒さや暑さ，あるいは雨や嵐を避け外敵から身を護るために，人間は住まいを作る必要があった．住まいを作る技術に工夫を凝らし，その技術を子孫に伝承したため，多様な形態の住居が作られてきた．

　幾何学的に計算された素朴で壮大なピラミッドは死者のための住居と考えられている．中世のヨーロッパに建てられた教会は天を仰ぐような神々しさと美しさを備えている（**図6-7**）．日本人の生活の中でも，茶室や書院造のように，侘び寂びとよばれる質素で単純化された美しさを現した建築物がある（**図6-8**）．

A　レーゲンスブルグの大聖堂

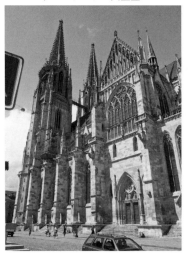

B　アルトエッティングの教会内部

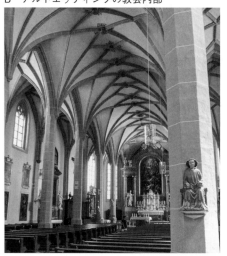

図6-7　ドイツの教会

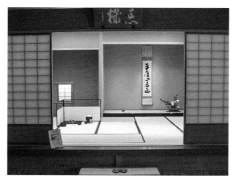

図 6-8　茶室（ベルリン東洋博物館展示）[v]

聴覚芸術｜各民族は独自の音楽を持っているが，民族を超えて人々に愛される場合が多い．音楽は悲しさを癒す，勇気や意欲を沸かせることができる．音楽によって天国を想像できるほどの心の高揚を感じたり，人の死を悼む荘重さを感じたりする．ある種の音楽を聴くと脳波の中にα成分が増える例も報告されている．α波は眼を閉じて精神的に安定しているときに出現する波として知られている（**図 6-9**）．

言語芸術｜言語が最初にどこで生まれたかは不明である．地球上の各地で各民族が多様な言語を発明した．言語の発明によって外部の状況，感情，思考など人間の持つ心の内容を相互に伝達することが可能になった．言語により，個人の持つ能力は個人の限界を超えて集団の能力として共有できるようになった．

今から約 5000 年前言語に対応した文字が出現した．各地方で始まった文明においてメソポタミアではくさび形文字，エジプトでは象形文字，インドではインダス文字，中国では甲骨文字が発明

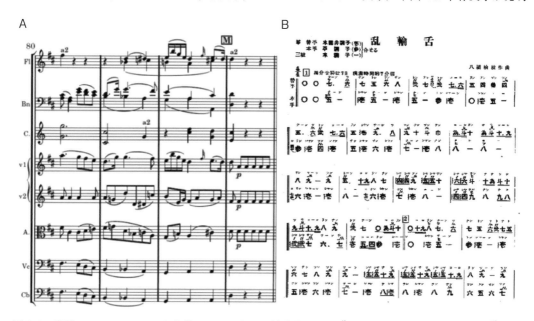

図 6-9　楽譜．A：モーツァルト作曲，クラリネット協奏曲 K.622[vi]．B：八橋検校作曲，乱輪舌[vii]．

されたとされる（**図6-10**）.

　文字を発明して以来，人間は言語芸術を文字に表して残すようになった. 今から約2千年前のものと思われるロゼッタストーンに書かれている文字も古代エジプトのプトレマイオス5世をたたえて発せられた法令らしい. 平安時代に紫式部が書いた源氏物語は現在でも多くの人に読まれている（**図6-11**）.

　現在の言語芸術は小説，詩，短歌，俳句，戯曲，随筆など多様である.

行動芸術｜蜜蜂が花を見つけると，その場所を仲間に知らせるダンスをする. 人間の場合もダンスは収穫や狩猟の後や海での豊漁を祝うものであったり，神をたたえるものであったりしたであろう.

　行動芸術とは，演劇，舞踏，映画のように

A	エジプトの象形文字		B.C. 3000 年頃
B	バビロニアのくさび形文字		B.C. 2600 年頃
C	インダス文字		B.C. 2500 年頃
D	甲骨文字		B.C. 1300 年頃

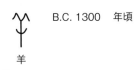

図6-10　文字の発明[viii]. A：象形文字，B：くさび形文字，C：インダス文字，D：甲骨文字.

人間の行動を通して語り掛け，感性に訴える芸術である. 小学生時代の学芸会の経験は，多くの人にとって子どもの頃の思い出として残っているであろう. 仲間が集まって物語を演じ，仲間や先生，父母たちが集まって観る. 劇中の心地よい緊張感，終了後の安堵感，更に一緒に練習した仲間意識はその後の信頼関係を作ることに繋がったであろう.

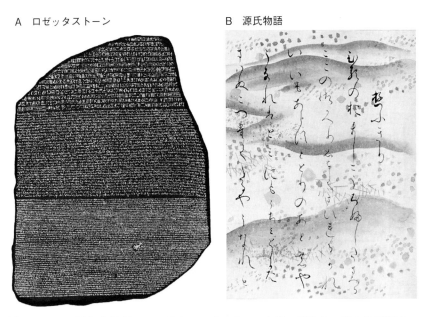

図6-11　A：同じ内容がヒエログリフ，デモティック語，ギリシャ語の3種類の文字で書かれている[ix].
　　　　　　B：紫式部による源氏物語[x].

9. 生活と文化

経済| 紀元前 7 千年頃から行われるようになった農耕や牧畜は，道具や技術の発達を促し生産力が著しく発達した．その結果余剰生産物が生じ，産物を交換する市場が生まれた．

　経済とは必要なものを生産し，それを円滑に取引し，円滑に消費することである．市場が発展すると，商業が発生し，経済活動も発展した．経済活動は，生物の中でも人間に特有な活動である．人間が合理的にものを生産し，消費する能力を持っているので，経済活動が可能になったと考えられる．

　農業生産と消費中心の時代が長い間続いた後，16～18 世紀の商業活動の活性化に伴い，資本家と労働者が発生した．18 世紀にイギリスに始まった産業革命により，大量生産が可能となり，工場を持つ資本家が労働者を雇って生産を行う資本主義経済が形成されていった．資本主義経済は急速に発展し，資本家と労働者との間に著しい貧富の差ができるなどの問題を生じさせた．人々の生活を幸せにすると信じられた資本主義経済だが，20～21 世紀にかけ浸透したグローバル資本主義は更なる格差を生み出し，行き過ぎた資本主義経済に疑問符が投げかけられている．

思想| 　人間の心は，自己中心から生じる私利私欲的な考えから，他人を愛し思いやる考え方まで，幅広い考え方を持つ．

　孔子は人生の道，心の持ち方として「仁と礼」を取り上げた．仁の基本を真心である「忠」，他人を思いやる「恕」，私利私欲を抑える「克己」，親愛の情である「考悌」とした．私利私欲を超えて，伝統的社会規範に従うという「克己復礼」を説いた．

　孔子の教えをはじめ，仏教など宗教の教えや哲学者が提唱してきた思想は，現代の私たちの人生観の中に深く根付いている．

科学| 　人間を「道具を使う動物」という表現があるように，人は道具を工夫して危険な動物や敵に対応してきた．　古代エジプトで発明された十進法の数と計算方法は，数を定量的に数える道を拓いた．様々な自然現象を正確に測定して定量化し，その中から法則性を発見する人たちによって科学が生まれた．ピタゴラスの定理やアルキメデスの原理は，紀元前に作られた証明可能な普遍性のある科学の産物である．

　1866 年のノーベルによるダイナマイトの発明は岩石などの破壊に応用された一方，人間同士の殺戮に用いられた．ノーベルは得られた財産を平和に貢献する科学の発明に賞を与える道を作った．

　1928 年のフレミングによるペニシリンの発見は，それまで何度も病原菌に苦しめられてきた人類にとって抗生物質による治療の第一歩となった．大村智博士は微生物が産生するエバーメクチンを発見し，この化合物からイベルメクチンという薬が開発されたことで，アフリカで寄生虫感染に苦しむ大勢の人々が救われた．現在，この薬が新型コロナ治療薬の新たな候補として期待されている．

東洋科学の視点から| 　満天の星空に他の星々と違う動きをする星がある．美しく輝く明けの明星や夜遅く昇ってくる火星を眺めて古代の人たちは何を想像したのだろうか．

　体には陰と陽のリズムがありバランスのとれた状態が健康，バランスの崩れた状態が不調と考える．このバランスは不調が深まらない限りは自然治癒力で回復する．また東洋医学では「人と天地は相応ずる」というように自然の活動リズムと調和することを治療の目的としたため，日単位，月単位，年単位での人の活動変化を重視し，治療に応用していた．陰陽の消長のリズムによる身体の機能変化や経絡の活動を子午流注という時間配当図でとらえ，タイミングよく治療をしていたと考えられている．

　電気は勿論，暦もなかった時代に編みだされ，現在に続いている東洋医学には昔の人たちが経験したであろう宇宙のロマンが感じられる．

第7章
ストレスへの積極的対応

＜学習のポイント＞
●人間はこれまで，仲間同士の争いや敵に襲われる不安など様々なストレスに曝されながら生きぬいてきたのに，現代社会でのストレスはさらに厳しい．
●息苦しさ，飢餓，渇き，痛みなどの身体的ストレス，社会で受ける差別などで感じる心のストレスがある．心身に悪影響をおよぼすストレスを軽減する方法として薬物療法，鍼灸・マッサージ・指圧療法，運動療法，音楽療法，バイオフィードバック療法などがある．
●ストレスを乗り越える上で，ストレスの仕組みを知り，ストレスで心や身体の不調に陥る事のないようにする．

キーワード：ストレス，ストレス反応，痛み，鍼鎮痛，心理・社会的ストレス，ストレスを軽減する療法

1. ストレスとは

「坊ちゃん」や「門」など数々の名作を残した明治の文豪，夏目漱石がストレスに弱く胃潰瘍に悩まされていたことはよく知られている．東京大学文学部を首席で卒業し，選ばれてイギリスに留学した漱石は，自分が課せられた義務や新しい環境がストレスとなって身体の不調に陥ったと思われる．

いつの時代もストレスはあるが，特に様々な情報が飛び交う現代社会でのストレスは大きく，ストレスが心や身体を蝕むことが多い．ストレスを起こす刺激には熱，外傷，騒音などの物理的なもの，不快なにおいのような化学的なもの，感染などの生物的なもの，人間関係や仕事の悩みのような心理・社会的なものなど多様である．同じストレスでも，ある人には適応可能，他の人には適応不能なストレスになりうる．

一般にはストレスは有害な刺激と捉えられるが，適度な緊張感を与えるような快適ストレス（eustress オイストレス）もある．ストレス研究で有名なハンス・セリエ（H. Selye, 1907-1982）

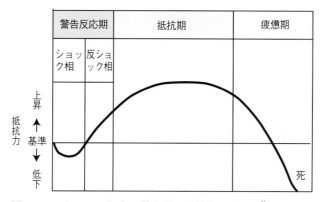

図 7-1　ストレスの概念－警告期，抵抗期，疲憊期[i]

は「ストレスは人生のスパイス」と述べている.

緊急反応｜　ストレスに対処しやすい体の状況を作り出す反応は，キャノン（p.36 参照）によって初めて観察され，生体が緊急事態に遭遇した際にいち早く作動するとして「緊急反応」とよばれた．キャノンは若い頃，当時発明されたばかりの X 線装置を使い，ストレスで興奮したネコの胃腸の運動が抑制される様子を観察している．その後，この反応が交感神経-副腎髄質系（p.75 参照）によることを明らかにした．X 線を自身も浴び白血病に悩まされながらも，情動の生理学的研究を精力的に行い，ホメオスタシスの概念をも生み出した．

ストレス学説｜　ストレスは慢性的にも起こりうる．セリエは多くの病人たちが共通して頭痛や関節痛，胃腸の不調や食欲不振などを訴える様子に着目した．そして様々な条件下で，胸腺・リンパ組織の退縮，胃・十二指腸潰瘍，副腎肥大といった共通の生体反応が起こりうることを認め，この非特異的な反応をストレスとよんだ．セリエはストレスに急性期や疲憊期があり，体の抵抗力が初期には強まり，ストレスが続くと弱まるというストレス学説を提唱した（**図7-1**）．
　ストレスという言葉は，本来は力によって物体に生ずるゆがみを意味する工学用語であるが，キャノンが医学の世界に持ち込み，セリエは生体に刺激が加えられた際に生体に生ずる反応（歪み）をストレス，外から加えられる刺激をストレッサーと概念化した（現在ではストレッサーの意味でもストレスということが多い）．

3通りのストレス反応｜　ストレスに対処するには，自らストレスの対象に立ち向かうか（Fight 闘争），その対象からいち早く逃れるか（Flight 逃避），あるいは諦めて対象が消えるのをじっと待つか（Freeze すくみ）がある（**図7-2**）．先の2つは防衛反応とよばれ，交感神経

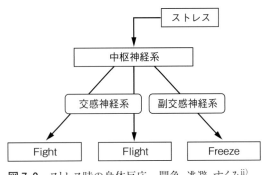

図7-2　ストレス時の身体反応—闘争, 逃避, すくみ[ii]

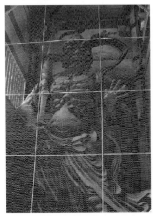

A　仁王像

図7-3　防衛反応[iii]

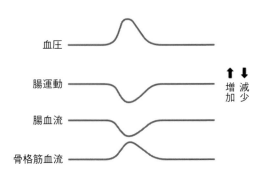

B　防衛反応時の自律機能

系の非常に強い活動が基本にある．瞳孔散大，心機能促進，気道拡張，消化管機能抑制など，闘争・逃避に都合の良い態勢が作られる（図7-3）．これに対して，諦めるパターンでは副交感神経の非常に強い活動があり，心拍と血圧が低下し，代謝が減る．ストレスに対してすくんでしまうことから，死にまね反応ともいう．クマムシは水がなくなると，死んだように極端に代謝を減らし生き延びるという．いずれのパターンも生き抜くために必要な適応反応である．

女性のストレス反応　シェリー・テイラー（S. Taylor）は2000年，ストレス反応には性差があるとし，女性ではストレスはより協調的な反応を起こしうると述べた．Tend and be-friend response とよばれるこの反応は，とりわけ子育て中の女性がストレスに対峙した時にみることができ，仲間を作り共に助け合うことで子を守る．オキシトシンの関与が示唆されている．

2. ストレス反応と身体

身体・認識・感情反応　リチャード・ラザルス（R.S. Lazarus）は1984年，セリエのストレス学説をもとに心理・社会的ストレスに対する反応を理論化した．ストレスへの反応には，前提として個人の素因（例：楽天的あるいは悲観的）や環境要因（例：溢れそうな河に近い，あるいは離れている）が関与する．ついで実際のストレスに対しては，個人の過去の経験や知識を参考にして危機に反応する（例：溢れそうな河から遠くに逃げる，あるいは大丈夫ととどまる）．ストレスが長く続くと身体反応（例：免疫機能の低下），認識反応（例：疲れて不注意になる），感情反応（不安，恐怖，鬱，怒り）が起こる．

ストレスと交感神経-副腎髄質系　近所で「火事」などと知らせると，興奮して普段は持てない重い物を持って逃げることができる．緊急事態に直面すると交感神経活動が亢進して，カテコールアミンの分泌が増える．カテコールアミンとはノルアドレナリンやアドレナリンの総称で，ヒトの場合，副腎髄質に含まれるカテコールアミンの大半はアドレナリンである．ストレス時に分泌されたカテコールア

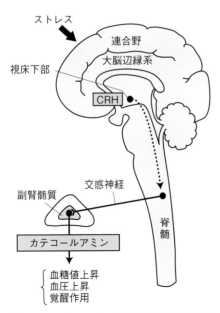

図7-4　ストレスによる交感神経-副腎髄質系の反応[ii]

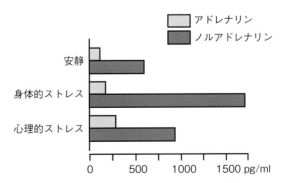

図7-5　ストレスの血漿カテコールアミン濃度に及ぼす影響[iv]

ミンは様々な器官に作用して血糖値を上げたり心臓の収縮力を増やし，交感神経機能全体を高める．分泌が増加すると覚醒作用をも発揮し，ストレスに対する積極的な行動を誘発するのに役立つ（図7-4，5）．

__ストレスと副腎皮質ホルモン__　ストレスがかかると，副腎髄質の外側を囲む副腎皮質から副腎皮質ホルモンの分泌が増える．その結果，血糖値は高まり炎症や免疫が抑えられてストレスの際にショック状態に陥るのを防ぐ．副腎皮質ホルモンは脳の下垂体前葉から分泌される副腎皮質刺激ホルモン（ACTH）の刺激により分泌される．さらに副腎皮質刺激ホルモンは，視床下部から放出されるホルモン（CRH）の刺激により分泌される．この一連の流れを視床下部-下垂体-副腎皮質系（HPA axis）という（図7-6，7）．

__脳とストレス__　哺乳動物の脳に遺伝的に組み込まれている Fight・Flight・Freeze の3通りのストレス防衛反応や内分泌系の反応は，人間の場合，生後ゆっくりと発達する大脳の新皮質によって制御されている．新皮質の神経回路を構成するシナプス伝達は使うことによって増強し，使わないと減弱するという可塑性を備えており，学習や経験を重ねるごとに再構築され，生涯発達することが可能である（5章 p.49 参照）．自律神経系の Fight・Flight・Freeze 反応も内分泌系の反応も生涯発達する新皮質の影響のもと，ストレス時に多様な形で発揮される．乗り越えられると判断したストレスには，果敢に挑戦して達成感を味わい，生きる自信に繋げることができよう．しかし時にはストレスから逃れ，あるいはストレスをやり過ごし，次の活動に備えて身体内部を充実させることが大切である．

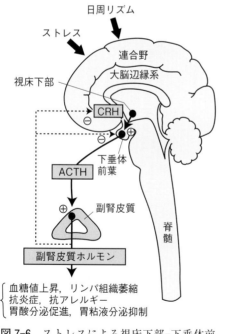

図7-6　ストレスによる視床下部-下垂体前葉-副腎皮質系の反応[ii]

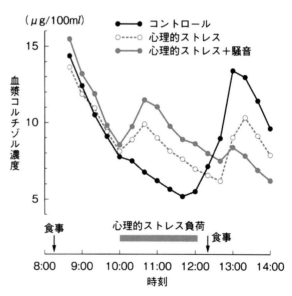

図7-7　ストレスの血漿コルチゾル濃度に及ぼす影響[v]

<u>ストレスタンパク</u>　細胞は種々のストレス（熱ショック，酸素欠乏，ウイルス感染など）を受けると自らを防御するために一群のタンパク質を合成する．これらのタンパク質は熱ショックタンパク質，あるいはストレスタンパクとよばれる．熱ショックタンパク質は緊急時に合成され，ストレスによって異常になった細胞内タンパク質構造の修復能力を高め，さらに有害な変性タンパク質が速やかに分解するように作用する．

3. 環境ストレス

　生命は突然変異や自然選択を繰り返して進化してきた．私たち人間の祖先もまた，食うか食われるかのストレスに曝されながら，より安全な場所へと移動を繰り返し，長い時間をかけて地球環境に適応してきたと思われる．日常の生活では気づかないが，私たちは地球上の産物である酸素，水，食料などに依存して生きている．息苦しさ，飢餓，渇きは生物にとって最も大きなストレスであり，これらの不足は命を脅かすこともある．

　人類は道具を使って自然環境に働きかけ，火を使い，住居を作って寒さから身を護り，地球の各地で生きることができるようになった．また電化製品を作り出し，快適で心地よい生活空間をも手にした．ただ，人工的に作られた快適な環境で長期間暮らす現代人は，自然の脅威に曝されたとき無力になりかねない．

　暑さや寒さ，酸素不足や高酸素，放射線，紫外線，赤外線，洪水，渇水，食糧不足など様々な環境ストレスがある．大気汚染や騒音など，人が自然に手を加えた結果生じたり増大した環境ストレスもある．酸素については4章，温度環境については6章に記載した．紫外線や大気汚染については12章，13章で述べる．

<u>騒音</u>　人口密度の高い都会に住む現代人の多くは，程度の差こそあれ，騒音という環境ストレスに頭を抱える．騒音は，音の強さ・性質・持続時間だけでなく，個人の記憶や体質など様々な条件で感じ，不快な情動・睡眠障害・難聴などの身体反応を起こす．小さな音でも状況によって煩わしいと感ずることもある．子どもの頃に聞いた懐かしいメロディーは大人になっても心を和ませてくれるが，聞き慣れない音楽は騒音として感じられることもある．

<u>水不足</u>　一人当たりに供給できる水資源は減っている．ファルケンマーク（p.2参照）は水の重要性を訴え，一人当たりに供給されうる水の量に応じて，「水ストレスのない状況」「水ストレスのある状況」「絶対的水不足の状況」の3段階に分類した．世界全体でみれば「水ストレスのない状況」でも，アフリカやアジアの一部の地域は「水ストレスのある状況」あるいは「絶対的水不足の状況」にある．2050年には世界人口の40%以上が深刻な水不足に見舞われると予測されており，海水の淡水化，下水の再利用化など様々な対策が進められている．

4. 痛　み

　ストレスの中でも体に痛みを与える刺激は最大のストレッサーである．身体には環境の変化を受け取って脳に知らせる様々な受容器が存在するが，とりわけ痛みを感じとる受容器は全身に隈無く

分布している．皮膚の痛み受容器である痛点を
調べてみると，圧点に比べ10倍程度，温点や
冷点に比べ100倍程度もある（**図7-8**）．痛み
は有害な刺激から身を護る行動を起こす警告的
な意味をもつ．

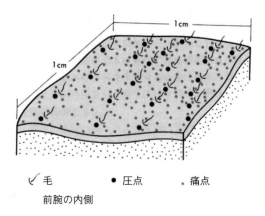

痛みの種類

①　**皮膚の痛み**：皮膚の痛みには速い痛みと
遅い痛みとがある．針で皮膚を突き刺すと，瞬
間的に鋭い痛みを感じる．この時の痛みは局在
性が明確で，刺激がやむとすぐに消えてなくな
る．刺激が強い場合，この後に鈍い焼けつくよ

図7-8　ヒトの皮膚上の圧点と痛点[vi] 痛点の位置
は von Frey の刺激毛で決定された．

うな痛みが続くことがある．このような遅い痛みは空間的な広がりを持ち，ゆっくりと消失する．
何日も続く痛みは身体にとって長期のストレスとなり，心身に様々な症状を引き起こす．日焼けや
熱，極度の低温，X線，剥離などによって皮膚が傷害を受けると，痛みを感じるが，これは損傷
された組織の細胞から局所的に，ブラジキニンやカリウムイオンなどの発痛物質や発痛増強物質が
放出されることによる．

②　**身体深部の痛み**：皮下組織，筋肉，関節など身体の深部から起こる痛みもある．身体深部の
痛みは皮膚の痛みと異なり，一般に局在性に乏しく，持続的な鈍痛である．激しい運動の後や筋肉
の血流不足時に起こる筋肉痛や，脳の血行障害や脳圧変化などによって起こる頭痛などがある．人
間は他の動物と異なり，二本足で立って首で頭を支える構造を持つ．このため首や腰には大きな力
がかかりやすく，肩こり，腰痛など慢性の負荷による痛みが多い．

③　**内臓の痛み**：内臓の痛みも，局在がはっきりしない持続性のうずく痛みで，吐き気や自律神
経反射を伴う．胃や胆嚢，尿管などが痙縮を起こした際には痛みを生じる．内臓の血行が悪い場合
にも発痛物質が遊離されて痛みを起こす．内臓や胸膜，腹膜などに異常があるとき，皮膚に感覚過
敏や痛みを感じることがある．これは関連痛とよばれ，病変臓器によって特異的な皮膚部位にあら

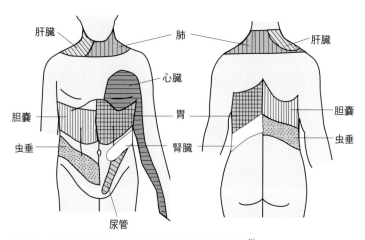

図7-9　関連痛-内臓の痛みを投射する皮膚部位[vii]

われるので，臨床診断上重要である．狭心症のときに左胸や左手に感じる痛みや，尿管結石のとき
に股のつけ根に放散する痛みなどがある（**図 7-9**）．

痛みによる身体の反応│　痛みによって身体に様々な反応が起こる．
　①　**情動反応**：痛みのために不安，苛立ち，悲哀など様々な情動反応が起こる．痛みが続くと恐
怖感，抑鬱，絶望感などを示す．
　②　**運動系の反応**：手足などに痛み刺激が加えられると，痛みを起こす刺激を避けようとする屈
曲反射が起こる．内臓痛覚では腹筋が反射性に収縮する（筋性防御）．
　③　**自律神経系の反応**：痛み刺激により自律神経の活動が反射性に反応して，血圧が上昇した
り，消化器の働きが抑制されたりする．血圧が低下する場合もある．
　④　**内分泌系などの変化**：痛みにより副腎皮質ホルモンやバソプレシン分泌が反射性に増加す
る．免疫機能の低下を引き起こすことも多い．

痛みの評価│　傷害などの急性の痛みは，運動機能，自律機能，内分泌機能のような生体反応を測
定することによりある程度の評価ができるが，原因がわからない痛みや長く続く痛みは，生体反応
だけでは評価が難しい．
　個人が認識する痛みを評価する方法として感覚的評価法，情動的評価法が行われている．感覚的
評価は痛みの感じ方を「痛みのない状況から最大の痛みまで」に分け，痛みがどのあたりに相当す
るかを答える方法である．視覚的アナログスケール（Visual Analog Scale，VAS）などが用いられ
る．痛みを多元的に評価する方法としてカナダのメルザック（R. Melzack）が作成した調査法が
使われることが多い．

内因性鎮痛物質│　神経系には痛みを伝える系のほかに，痛みを抑制しようとする系もある．生体
内で作られる鎮痛物質を内因性鎮痛物質（オピオイド）といい，一時的に痛みを抑えるのに役立
つ．内因性オピオイドには β-エンドルフィン，メチオニンエンケファリン，ロイシンエンケファ
リンなどがある．ある種の感覚刺激，例えば鍼刺激は鎮痛効果を誘発する．この効果は刺激により
内因性オピオイドが血中に遊離する結果と報告されている．

5.　痛みへの対処

薬物療法│　痛みに苦しむ人はまず薬に頼ることが多い．最も多く使われるのはアスピリンなどの
非ステロイド性抗炎症薬（NSAIDs），アセトアミノフェンなどの鎮痛薬である．激しい痛みには
医師の指導下でモルヒネのような麻薬性オピオイドが用いられる．脳内にはオピオイド受容体があ
り，モルヒネは微量でもこの受容体に作用して痛みを和らげる．痛みの不安を和らげる向精神薬や
限局した痛みを抑える局所麻酔も使われる．

運動療法│　運動療法には施術者の指示によって患者自身が運動する自動運動と施術者が患者の身
体を動かす他動運動がある．いずれの場合にも長期間，継続的に行うことで損傷した骨格筋が修復
され，それによって筋に付属する骨，関節，腱，靭帯などを含めた筋組織の可動性や伸張性が回復

する．短期的には呼吸器系や心血管系の機能促進による骨格筋血流の増加および内因性鎮痛物質の分泌増加により，鎮痛やリラックス効果をもたらす．

6. 心理・社会的ストレス

　中学生から80代以上の男女を対象にしたアンケートによると，各世代で30〜60%の人達が日常生活で何らかのストレスを受けているという（**図7-10**）．また女性が直面している最大の課題として，仕事と家庭のバランス，高齢の家族介護の問題があげられている．

人間関係とストレス｜　気候のような環境ストレス，痛みのような身体的ストレスにはある程度共通の理由があるのに対し，人間関係から生じるような心理・社会的ストレスは個人の受け取り方によって異なり，その程度も軽いものから気がつかないうちに取り返しのつかない深刻な状況をもたらす場合もある．人は豊かになりたい，幸せになりたい，一流のスポーツ選手になりたいなどいろいろな可能性を夢見て生きている．期待通りにならないことを認識したとき，不安，怒り，憂鬱，落胆など様々な心理的ストレスが生じる．家族間の不和，過剰な仕事量，家事の負担，人間関係の確執，価値観の崩壊や混沌とした状態の増大，経済的負担の増大など，社会環境が大きく変わりつつある現代社会での心理・社会的ストレスは多様である．

職業とストレス｜　情報通信技術の急速な発達は職業形態を日進月歩の勢いで変えている（p.158参照）．仕事をロボットに任せる機会も増えてきた．工場や会社における職場だけでなく家庭での職業参加も可能となっており，職業上の自由度は現在が最も大きいといえよう．それにもかかわらず，職業を持つ人々のストレスは以前より大きくなっているように思える．価値観の移り変わり，労働者の安定が保障された終身雇用制度の衰退など理由は様々だ．何かに踊らされた悲しい労働者の姿を描いたチャップリンの「モダン・タイムス」は現在にも通じる不朽の名作である．

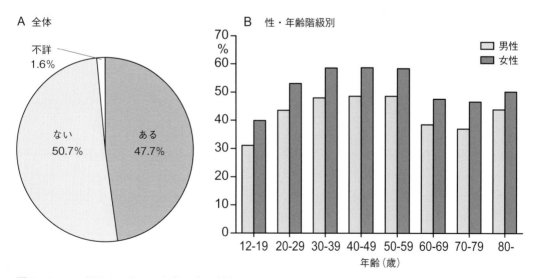

図7-10　Ａ：悩みやストレスがある人の割合．
　　　　Ｂ：ストレスの年齢別，性別割合（Ａ，Ｂ：「国民生活基礎調査」[viii]より）

どの時代にも，どの職業でも，何らかのストレス
があり，回避できる場合も多いが，個人が感じる苦
痛の大きさは個人ごとに異なる（**図 7-11**）．激しい
痛みによるストレスを他人は推し量ることができて
も同じに感じることはできないように，職場で個人
が感じるストレスを他人，組織や上司が感じること
は難しい．職場で個人がストレスを自覚した時，
各々に合った方法でストレスを克服することが望ま
しい．

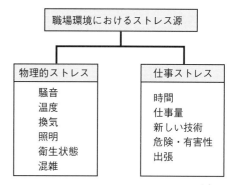

図 7-11　職場環境におけるストレス源[ix)]

2015 年に施行された「ストレスチェック制度」
では労働者のストレス状態の把握と職場環境の改善など，事業所のストレス対策も重要視されてい
る．

7.　心の健康を維持するために

心身に悪影響を及ぼすようなストレスは，何らかの方法で解消することが大切である．人によっ
てその方法は異なるであろうが，家族や友人との会話，美味しいものを食べる，買い物をする，睡
眠，旅行，スポーツ，音楽などでストレスの解消を図っている人が多い．

心理・社会的ストレスの軽減を目指す治療方法｜　薬物療法や物理療法に加え，音楽療法，自律訓
練法，環境調整，バイオフィードバック，アロマテラピー，アニマルセラピーなどがある．
　①　**音楽療法**：音楽活動では大脳皮質の広い領域が活動することが明らかにされている．がんに
よる痛みの緩和，手術後の不安の緩和など，医療，看護，介護の分野で広く音楽療法が用いられて
いる．音楽療法は記憶の扉を開けるといわれ，認知機能の改善にも効果があるとされる．親しみの
ある曲ほどリラックス効果が高いといわれる．
　②　**自律訓練法**：自然な心身の変化過程に沿ってプログラムされた自己弛緩法．
　③　**環境調整**：転居など環境改善によって患者の適応力の改善を図る．
　④　**森林療法や自然療法**：森林や川沿い，湖畔など自然の中を散策し心身の安定を図る．ドイツ
で歴史があり，日本の温泉に癒される人も多い（**図 7-12**）．
　⑤　**バイオフィードバック法**：安静時に現れる α 波（脳波），心拍数などの生体信号の値に目標
を設定し，患者本人が意識して目標に達するよう行動の改善を図る．
　⑥　**アロマテラピー**：ラベンダーなど天然素材などの香料を使って心の鎮静化や昂揚感を図る．
　⑦　**コンパニオンアニマルとアニマルセラピー**：コンパニオンアニマル（companion animal，
伴侶動物）という呼び名は，動物が人間の愛玩動物ではなく，パートナーであるとの意味合いによ
る（**図 7-13**）．盲導犬はもともと，戦争で失明した人の社会復帰に貢献すべく，ドイツから贈られ
た経緯をもつ．犬の優れた嗅覚は災害の救助や麻薬の探知にも役立つ．
　動物が人間に平等で，相手を金銭や能力で差別しないためだろうか，動物に癒される人は多い．
介助犬などコンパニオンアニマルによって心身の安定を図るアニマルセラピーもある．イルカと泳
ぐことで人間の病が軽減されるアニマルセラピーも知られている．ただ，イルカと泳ぐツアーが観

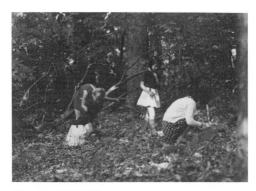

図7-12　森林療法

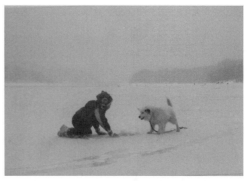

図7-13　イヌは友達

光の目玉となっているようなケースでは，イルカ側がストレスを感じ健康被害を被ることもあるといわれる．

芸術療法｜　心理学者の河合隼雄は著書「働きざかりの心理学」の中で，心の疾患を抱える人々には「気ままな遊び」が必要であるとして「芸術療法」の効用について述べている．芸術療法とは，描画，箱庭づくり，粘土細工，詩歌や小説の創作，あるいは音楽の作曲，演奏，鑑賞などの創作活動を通じて，治療を行おうとする心理治療の一種である．この療法を患者に施すことで，働く社会において，規律や人間関係などに縛られストレスで固まった心を，子どもの世界に返し，のびのびとさせようとする狙いがある．河合は「人は現代の社会に適応するのに急なあまり，心の自由な動きができなくなっている」と述べている．芸術療法の不思議なところは，患者が創作活動に自由に取り組みだすと，自分の力で治っていく点だという．治療者は人間の心の自由な働きを信じ，それの生ずるのを待つだけという．

自然な感情｜　1919年森田正馬によって確立された「森田療法」とよばれる精神療法においても，治療者は患者の気持ちの「あるがまま」を受け入れる．「不安」を人間の持っている自然な感情とみなし，不安との共存をめざし，敢えて取り除こうとしないところに特徴がある．

8.　痛みと東洋医学

物理療法｜　各地で伝統的に用いられてきた鎮痛法について科学的な解明が進んでいる．肩こりなど痛みが血流不足で起きている場合，温熱療法は温かい刺激で心地よい安心感を起こし，局所の血流を増やして痛みの起こる部位から痛み物質を除去する，痛みの伝達を弱めるなどの効果がある．逆に打ち身などで血管の拡張が起きている場合には，冷却療法で局所の血流や代謝を抑えることで鎮痛効果をもたらす．鍼灸，マッサージ，指圧などは，痛みのある皮膚や筋の血流改善や刺激による内臓器官の調節に効果がある．

鍼鎮痛｜　鍼は筋肉痛，関節痛，歯痛，神経痛などの鎮痛に一般的に使用される．皮膚や筋に刺入された鍼は，内因性オピオイドの遊離とともに，受容器を含めた様々な感覚神経を興奮させ，中枢

神経系の内部，すなわち脊髄や脳内で痛みの情報伝達を遮断あるいは抑制すると考えられている．

　鍼は一方，筋への交感神経の活動を反射性に低下させて，その結果，筋血管を拡張させて筋血流を増やすと考えられている．また鍼は筋内で細い感覚神経を軸索反射様に逆行性に興奮させることにより，鍼刺入部近くの筋肉内の感覚神経末端部からカルシトニン遺伝子関連ペプチド（CGRP）を放出させる．CGRP は筋内の細い血管に作用して血管を拡張させ，それによって筋血流を改善する．その結果，血行不良のために生じた筋肉痛が軽減すると考えられる．また鍼刺激局所ではアデノシンの局所的濃度が増加し，アデノシンを介して抗侵害作用を起こすと考えられている．

東洋科学の視点から　東洋医学では感情を 7 種類に分け七情と呼んでいる．七情は怒，喜，思，憂・悲，恐・驚であり，ごく普通の感情の動きや反応である．しかし，感情の動きが大きかったり，長期間にわたる場合，何かしらの影響が身体に起こる．例えば考え込む（思う）が過ぎると脾が弱り，飲食物の消化・吸収が正常に行われないために食欲不振などになる．また怒りなどで肝の作用が高まると脾を障害してしまい胃潰瘍などの症状を起こすものと考えられている．

第8章

高齢期の健康

<学習のポイント>

●日本人の寿命が約50年以上も伸びた現在，新しい人生設計が求められている．

●人生の苦難には「生老病死」があり，長寿の先にある「老」の悩みは避けることが出来ない．

●高齢期の心身には正常老化と病的老化がみられる．

●超高齢社会に入った日本では，平均寿命と健康寿命との間に約10年の開きがある．この人生最終期の約10年を他人の世話に委ねている現状を把握し，健康寿命を延ばす必要がある．

キーワード：平均寿命，健康寿命，身体の加齢変化，高齢期の特徴，超高齢社会

1. 健康長寿社会

　今から約70年前，1950年頃，日本人の平均寿命は約50歳であった．「人間50年，下天のうちをくらぶれば，夢幻の如くなり」．「敦盛」の舞で謡われる一節は当時の多くの若者に人生は50年との儚い思いを抱かせたであろう．

__平均寿命__　平均寿命は年々上昇し，2018年には男性81歳，女性87歳となった（**図8-1**）．医療の進歩や公衆衛生環境の整備などによって日本は世界トップクラスの長寿国となり，100歳以上の高齢者は1963年には153人に過ぎなかったが，1998年に1万人を超え，現在では約7万人に達している．

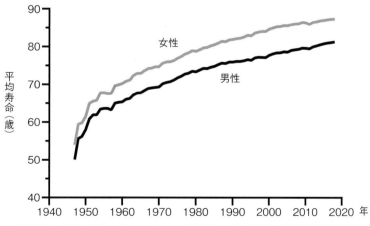

図8-1　平均寿命の推移（厚生労働省データ[i]）をもとに作成）

超高齢社会|　日本の総人口に占める65歳以上人口の割合は1950年には4.9%，2001年17.9%，2010年23%，2018年28%，と急激に増加した．65歳以上の人口が7%を超えた社会を一般に高齢化社会，14%を超えると高齢社会，21%を超えた社会を超高齢社会という．日本は1970年に高齢化社会，2007年に超高齢社会に入った．（**図8-2**）

健康寿命|　平均寿命に対し健康寿命がある．健康寿命とは健康で自立した日常生活を過ごせる期間をいう．日本は平均寿命，健康寿命ともに世界のトップレベルにあるものの，平均寿命と健康寿命との間には約10年と大きな差がみられる（**図8-3**）．言い換えると，現在の日本人は人生の最後に，約10年の生活を他人に委ねて死を迎えている．平均寿命と健康寿命の差を短縮することができれば，高齢者のQOLの低下を防ぐことができる．

QOL|　QOL（quality of life）とは「生活の質」と訳されるもので，身体的，精神的，社会的，経済的，すべてを含めた生活の質を意味する．どのような生活が望ましいかは，その人の年齢や生ま

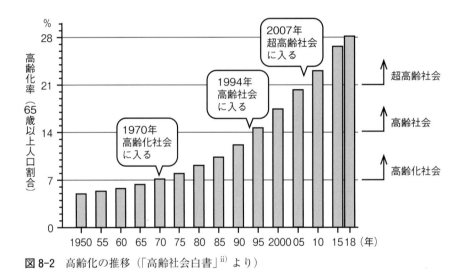

図8-2　高齢化の推移（「高齢社会白書」[ii]より）

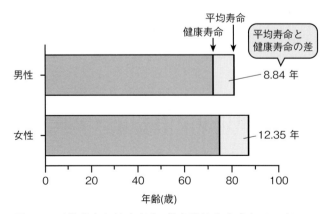

図8-3　平均寿命と健康寿命（「高齢社会白書」2016年データ[iii]をもとに作成）

れ育った背景などによっても大きく異なる．病気やその後遺症，副作用などによって，人は以前のような生活をできなくなることがあるが，その中でも自分らしく，尊厳を保ち，納得のいく生活の質を目指すことが重要である．

　高齢者に与えられた健康に関する重要な課題は，死に至るまでQOLを良好に保ち，最適な健康状態で寿命を終えることといえよう．

2.　正常老化と病的老化

　栄養状態をはじめとする環境の改善によって，高齢になっても若々しくみえる日本人が多い．一方で人間の寿命は遺伝子で決められており，年齢による身体機能の低下も，それに続く死も避けることはできない．

　人間を含めすべての生物は誕生後，成長，成熟した後，機能が衰え死に至る．加齢に伴って生得的に機能が低下する過程を正常老化あるいは生理的老化という．一方さまざまな環境要因や何らかの疾患が発症したりすると生理的老化が早まることがあり，これを病的老化という．高齢者では身体機能が低下しているため様々な疾患に罹りやすく，その結果病的老化が進みやすい（図8-4）．病気に対しては予防を含め適切な対処が求められる．一方生理的老化を抑えることはできないので，低下した機能を補償する方法があれば，それを用いて日常生活に対処し，生活を楽しむ余裕がほしい．

3.　老化のメカニズム

　生物はなぜ老化するのかについてはこれまで様々な考え方が出されてきた．1983年にアメリカのショック（NW. Shock）が提唱した老化学説は遺伝子説，非遺伝子説，機能説の3つに分類される．遺伝子説とは，老化が遺伝子で決められているというもので，プログラム説ともよばれる．非

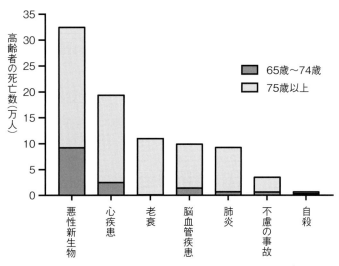

図8-4　高齢者の死亡数と死亡原因（厚生労働省データ[iv]）をもとに作成）

遺伝子説とは，長い間に細胞や組織の老化が起こり，異常物質が蓄積したりフリーラジカルが発生して遺伝子を傷つけたりするという説などが含まれる．機能説とは，身体を構成する各器官の機能低下によって老化するという考え方である．

　老化に影響を与える環境因子には，酸素，栄養，放射線やストレス等が含まれる．遺伝子でプログラムとして決められた老化を防ぐことは難しいが，環境の影響は自ら注意して防ぐことが可能な部分もある．

細胞老化　プログラム説の背景にあるのは，細胞老化の概念である．1961年にヘイフリック（L. Hayflick）が示したのは，ヒトの身体の細胞を試験管内で継代培養していくと，数10回の細胞分裂後に分裂不可能になるという事実で，細胞の分裂回数はあらかじめプログラムされているという考え方である．細胞老化は個体老化と相関があることから，老化のメカニズムを知る手掛かりと考えられている．

4. 運動機能の加齢変化

運動機能　運動を発現させる基本要素には，骨格筋，骨，関節と神経系などがある．運動の発現には，散歩に行こうと脳が働いて行動に移す場合と，赤になった信号に反応して止まるなどのように，視覚，聴覚，皮膚感覚，平衡感覚などの感覚を通した情報が脳に働きかけて行動する場合がある．運動を行う際には脳が著しく活性化して骨格筋への血流が増え，骨格筋をはじめ呼吸器や循環器など身体全体の機能が活性化される．その際，代償として内臓の血流が減少する．運動機能は30代以降明らかに低下するが，その度合いは運動の種類によって異なる．一般に高齢になるに従い，通常の歩行程度の軽度の運動では低下の度合いが少ないが，垂直跳びのような瞬発力を必要とする運動では低下の度合いが著しい．立位での重心動揺は成人ではわずかであるが，60歳頃より次第に大きくなる（**図8-5**）．高齢者の運動は若い時からどのような運動をどの程度続けて来たかによって大きな個人差がある．若い時から体の程度にあった全身運動の習慣を持つことが運動機能低下の予防となる．

骨格筋　筋肉には，速く収縮して収縮力も大きいが疲労しやすい速筋と，収縮速度が遅く収縮力も小さいが疲労しにくい遅筋が，混ざり合って存在する．高齢者では速筋に萎縮が起こりやすく，速筋の割合が多い素早く激しい運動が不利になりやすい（**図8-6**）．一方遅筋の萎縮は比較的ゆっくりで，持続的運動，例えば歩く，会話をする，咀嚼するなどの運動は維持される．筋は使わないと廃用性萎縮を起こす性質がある．

運動の調節　中枢神経内には様々な運動調節を担う仕組みがあり，これらの領域を運動中枢という．運動や感覚に関する情報が運動中枢で統合され，作られたプログラムに沿って姿勢の調節や素早い目標到達運動が可能となる．運動調節系は年齢とともに低下し，細かな姿勢の制御や円滑な運動の遂行が難しくなりやすい．高齢者ではパーキンソン症候群が出現することが多い．これは脳内の伝達物質であるドーパミンが関与する．初期症状として，手の震えのような静止時の振戦が最も多く，歩行障害や緩慢な動作などがみられる．健康な高齢者でも小さな震えが起こり，微妙な運動

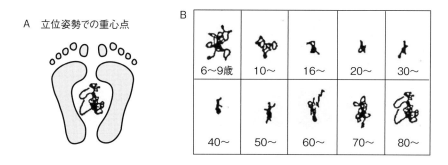

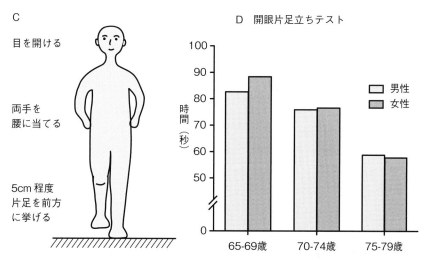

図 8-5　重心動揺の加齢変化
　　　A：重心点の測定方法．B：各年齢層の重心動揺[v]．C：開眼片足立ちテス
　　　トの調査方法．D：65歳以上高齢者の成績（スポーツ庁データ[vi]）をもとに
　　　作成）．

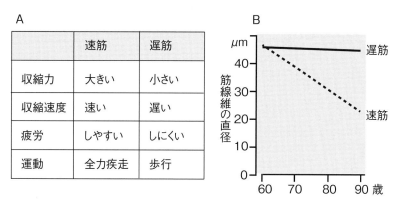

図 8-6　骨格筋の加齢変化
　　　A：速筋と遅筋の特徴．B：高齢者における筋線維径の変化[vii]

調節が不得意になる傾向がある.

骨と関節|　高齢になると骨が弱くなる傾向があり, 転倒の際に骨折しやすい. 骨折が原因で寝たきりになる高齢者が多くみられる.

　骨は約 80% がカルシウムであり, カルシウムを調節するホルモンが骨の強度を保つのに重要である. 加齢に伴い骨にカルシウムを取り込むうえで重要な女性ホルモンや活性型ビタミン D_3 が低下する. 一方, 血中のカルシウムを一定に保つために骨のカルシウムを血中に出す副甲状腺ホルモンが増加する.

　高齢者では軟骨部分が変性したり擦り切れたりしやすい. 軟骨が減ると運動の際に骨と骨が直接ぶつかりやすくなり, その結果炎症を起こし, 骨や軟骨の変性が進行しやすい.

運動機能低下への対策|　高齢者では骨格筋の構成成分である速筋の低下, 骨を構成するカルシウム量の減少, 反射機能の低下などの結果として, 運動機能が低下している.

　65 歳～79 歳の高齢者で運動習慣のある人ほど, 連続して 1 時間以上歩行できる人の割合が高いという. 運動機能低下を防ぐ対策としては, 自分の好みに合った軽い全身運動を毎日続ける, 歩行や手作業・会話・歌うなども広い意味の運動と捉え楽しみながら実行する, 歩行時の転倒に注意する, 運動時心臓や血圧への負荷に注意する, 階段を降りるとき足元に注意する, などがあげられる.

高齢ドライバーへの対策|　近年高齢ドライバーによる事故が多発するようになり, 高齢者ドライバー対策が喫緊の課題となっている.

　高齢者には認知機能検査が課せられているが, 認知と一言でいうのは難しい. 高齢になると若い時に比較して認知機能だけでなく, 全身の機能, 特に運動機能や視覚機能が低下する. 動くものが迫ってきたときに必要な瞬時の運動反射や動体視力の低下が著しい. 高齢者の自覚による運転免許の返還が勧められている. 自動ブレーキを含め車そのものの技術的な対策が進んでいる.

5. 感覚機能の加齢変化

視覚|　視力は 2 点を見分ける能力で 40 代以降直線的に低下する. 特に近い物体に焦点を合わせにくくなる（老眼, 老視）. 老眼の場合, 正しく調整した老眼鏡を使って補正することで目の疲れを抑えることが出来る. また自転車や車の運転では動く物体に焦点が合わせにくいことを自覚して行動する.

聴覚|　高齢者では音が聞こえにくくなる. 中でも高音域の聴力低下が著しい（老人性難聴）. このような聴力低下は補聴器の使用によってある程度補うことができる. 聞こえにくくなると他人を誤解しやすい.

平衡感覚|　平衡感覚は 40 代から低下する. 特に回転加速度の低下が著しい. 回転運動や梯子の上り下りのような平衡を常時補正する運動は危険である.

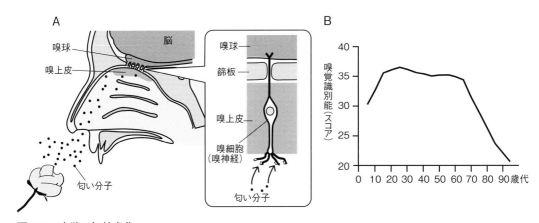

図 8-7　嗅覚の加齢変化
　　A：鼻腔の構造と嗅細胞による匂いを感受．B：嗅覚識別能の加齢変化[viii]．

味覚｜味覚は 70 代から低下し，唾液分泌の低下，疾患や服用する薬，亜鉛の摂取不足などが原因となって，味覚障害を起こしやすい．高齢者は塩味を濃くする傾向があり，高血圧に繋がりやすい．

嗅覚｜嗅覚は 70 代から急速に低下する．アルツハイマー病患者では著しい嗅覚低下がみられる．料理の時の危険なガスのにおいに気づくのが遅れがちとなる．高齢者は脳を活性化する上でも，日ごろから好きな香料を楽しむ余裕が望まれる（**図 8-7**）．

6.　内臓機能の加齢変化

　高齢者では内臓を構成する組織が減少しているため，循環，呼吸，消化などすべての内臓機能が低下しているものの，安静時の機能は比較的安定に保たれている．一方たとえば登山による気温や気圧など外部環境が急激に変化した時や，暴飲暴食などによる内部環境の急激な変化に対処する機能が低下している．

循環｜安静時の血圧は加齢に伴い少しずつ高くなる傾向にある．高齢者では特に最高血圧の上昇が著しい．血管の伸展性が低下し，弾力性も低下している．このような低下の原因には，血管壁の構成成分のうち弾力性を持つエラスチンの減少，伸展性の比較的少ないコラーゲンの増加，血管壁内腔への脂質の沈着などがあげられる．また血圧上昇の要因となる血中アドレナリンやノルアドレナリンの増加もある．

　高齢者では自律神経による循環反射が低下している．一般には横臥位から急に立ち上がると血液が体の下半身に集まり，血圧が一過性に下がるが，圧受容器反射が働いて血圧がもとに戻る．高齢者では圧受容器反射機能が低下しており，結果として立ちくらみが生じやすい（起立性低血圧）．食後に起こる食後性低血圧，激しい運動による血圧上昇，大便時のいきみによる血圧上昇などの振れ幅が大きい．

　激しい運動時，心筋への血流が減少し，狭心症や心筋梗塞，不整脈や心不全に繋がる事故を起こ

しやすい.

消化・吸収｜　高齢者では唾液分泌の減少, 咀嚼・嚥下・消化・吸収機能などの障害, 慢性便秘や下痢など消化器系の問題を持つ人が多い. 対応としては, 口腔内を清潔に保つ, 誤嚥に気を付ける, 消化の良いものを摂る, 薬物の用量に注意するなどがあげられる.

体温調節｜　高齢になると環境温の変化に適応する能力が極端に低下する. 異常高温や寒波襲来時には高齢者の死亡率が高まることは古くから知られており, 冬の風呂上りのような日常起こるわずかな寒暖差にも注意することが大切である.

排尿機能｜　高齢者では膀胱の萎縮や弾性の低下によって頻尿, 尿失禁, 排尿困難などが起こりやすい. 女性は尿道が短い上, 閉経後のエストロゲンの減少に伴い尿道を閉鎖する力が弱まり, わずかな腹圧の変化でも失禁が起こりやすい. 尿道括約筋の強化トレーニングも効果がある. 男性は前立腺が肥大する傾向があり, 排尿が不十分となり残尿になりやすい.

免疫機能｜　人間の身体は侵入する病原菌を破壊して排除しようとする防御機能と免疫機能を備えており, 感染症から身を護ることが出来る. 病原菌が体に侵入すると, 白血球のうち顆粒球とマクロファージが異物を壊そうとする (非特異的防御反応または先天性免疫).

　白血球のうちリンパ球はある特定の病原菌を認識して抗体を作って, あるいは直接病原菌を傷害する (特異的防御反応または獲得免疫). 免疫細胞の分化に関与する胸腺は思春期をピークに萎縮が始まる.

　70 歳を過ぎると免疫系の機能は急激に低下する. 白血球のうち特定の病原菌を直接傷害するキラー T 細胞の低下が著しい. 免疫機能の低下によって, 炎症反応, 自己免疫疾患が増加する. 免疫機能の低下には, 上述の胸腺の機能低下などに加えて, 栄養不足やストレスが関与する.

　高齢者の免疫機能低下への対応として次の注意事項が挙げられる. ①感染の機会を少なくする, ②風邪などの流行期には人ごみを避ける, ③うがいをする, ④手を洗う, ⑤栄養を十分に摂る, ⑥ストレスを長引かせない, ⑦人生を楽しむ, などである (**図 8-8**).

7. 睡眠・覚醒のリズム

　多くの高齢者が睡眠不足を訴える. 高齢者では実際に眠っている合計の時間は成人と変わらないが, 眠りに落ちるまでの時間が長くなり, 夜間目覚める頻度も多くなる. また睡眠の質も成人と異なり, 睡眠のリズムの中で深い睡眠相がほとんど消失する傾向がある (**図 8-9**).

　眠りを導くメラトニンといわれるホルモンの分泌量は高齢者で低下する. メラトニン分泌の時間帯が前へずれるとの指摘もある. こうした生理的変化が高齢者での睡眠障害あるいは早起きといった習慣につながる可能性もある. 一方, 薬や病気が関連していることも多い.

　対応として深い睡眠をとれるよう, 日中光を浴びる, 体を動かす, 夜間遮光した静かな環境を作るなどがある.

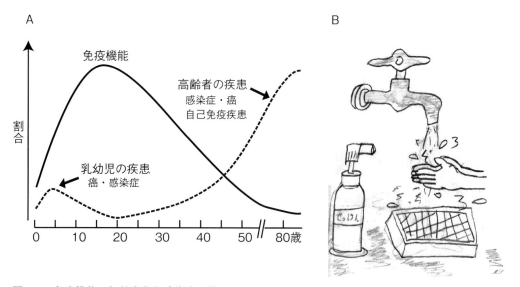

図 8-8　免疫機能の加齢変化と感染症予防
　　　　A：加齢に伴う免疫機能の変化，疾患の発症，胸腺の変化の関係[ix]．B：手洗いによる感染症
　　　　予防．

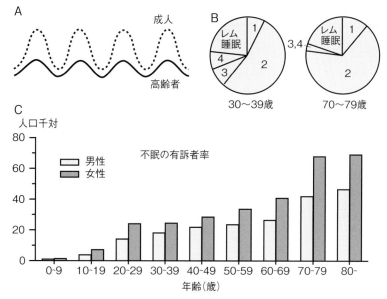

図 8-9　睡眠・覚醒リズムの加齢変化
　　　　A：生理機能の日内リズムの加齢変化の模式図．B：睡眠の加齢変
　　　　化[x]．1-4：ノンレム睡眠，1，2：浅睡眠，3，4：深睡眠．C：不
　　　　眠の有訴者率（「国民生活基礎調査」[xi]より）

8.　高齢者の高次神経機能

　高齢者の高次神経機能は年齢とともに変化するが，すべての高次機能が一様に低下するのではな
く，個人ごとに，また機能ごとに異なる特徴がある．年齢を重ね経験が加わることによって高まる

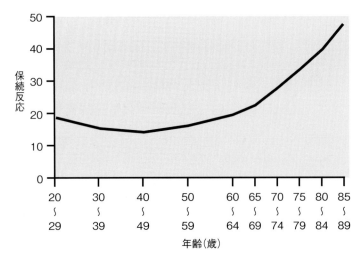

図 8-10 柔軟性の加齢変化
WCST テストにおける保続反応の加齢変化[xii]

機能もある. 高齢者の多くはこれまでの社会的つながりが急に減少する結果, 生きる目標や目的を失いがちになりやすい.

　高齢期は自己のこれまでの人生を客観的・主観的に想い出として楽しむことのできる人生の実りの時期であり, 人生を統合的に理解することのできる時期である.

知能 　ホーンとキャッテル (J. Horn & R. Cattell 1966, 1967) は, 知能を新しい環境に適応する際に働く流動性能力と, 学習や経験に基づく結晶性能力に分けて調べた. 報告によると流動性能力は10〜20 歳の間に急速に発達し, 30 歳頃から徐々に低下し始める. 一方, 結晶性能力は年齢とともに発達し, 高齢に至るまで維持される傾向がある (p.15 図 2-3B 参照).

　加齢に伴い算数問題, 数唱, 符号問題, 積み木問題などの能力は低下するが, 一般的知識や理解, 単語問題などの能力は一般に保たれる. 日常生活を自力で送ることのできる高齢者は知能テストの成績が良く保たれている (D. Wechsler による WAIS-R 知能テスト 1955).

　俗に年をとると頭が固くなるといわれるが, 高齢者では知能の柔軟性は低下し, 前の基準にこだわる保続反応が増加する傾向がある (図 8-10).

注意力や集中力 　注意の仕方には若い時から個人差がある. 一般的に高齢者の注意力は慣れた内容の場合は良く維持されるが, 新しい記憶や判断が要求される場合には低下する傾向にある. また高齢者では一般的に体力が低下しており, そのため一つの事に長時間注意力を保つことが難しい.

　① **選択性**:日常, 身体が受ける情報は多数ある. そのすべての中からある事象を選び出し, それ以外の情報を抑える必要がある. これを注意の選択性という. 選択性は高齢者で低下する傾向にある.

　② **持続性**:注意の持続性は内容によっては高齢者でもあまり変わらない. 特に練習した内容に対する持続性は変わらない. 一方, 注意する内容に新しい記憶, 認識が要求される場合, 持続効率が低下しやすい.

　③ **分配注意**:複数の刺激に注意を払う場合, それぞれにどの程度注意を払うかの判断力は一般

に低下している.

④　**自動性**：慣れた作業に対する作業能力は高齢者で良く保たれている.

9. 高齢期の性格

　高齢者の性格には様々なものがある. 負の性格としては, 内向的になりやすい, うつ状態になりやすい, わがまま, 頑固, 自己中心性, 猜疑心, 新しいことを望まない保守性, 不安, 短気, 不満, 無精などがあげられる. プラスの性格としては統合力, 思慮深さ, 思いやり, 争いを避ける, 約束を守る, 義理堅い, 円熟性, 幸福感, 達成感, 包容力があげられる.

　ライカード（S. Reichard 1962）は定年退職後の適応状態が性格と強く関連しているとし, 高齢者の性格あるいは適応の型を次のように表現している.

①　**円熟型**：現実を受容, 積極的, 人間関係に満足, のびのびと楽しみながら暮らす.

②　**安楽椅子型・引退依存型**：他人に依存, 仕事を好まない, 野心を持たない, 現状に満足.

③　**武装型・自己防衛型**：不安に対して精力的に活動して不安を抑える. 若者に嫉妬.

④　**外罰型・憤慨型**：自分の目標を達成できなかったことを悔やむ. 偏見がある.

⑤　**内罰型・自責型**：自分の不幸を自分のせいにする. 孤独.

①〜③は適応例, ④⑤は不適応な例とみなされる.

10. 高齢期のコミュニケーション

　人間は社会的動物といわれるように, 社会で生きる基本は人間同士がコミュニケーションを取り合って理解しながら生きることである. コミュニケーションには言語と, 動作や表情など非言語による場合がある. 人間では他の動物と異なり, 大脳連合野の言語理解能力が発達している. 言語能力には音韻的操作, 語彙操作, 談話機能などがある. 簡単な文の復唱や音読のような音韻的操作は高齢者で良く保たれている. 一方, 物事の名称を想い出す語彙操作は低下する. また間違った単語を間違いと気づかず話したりする錯語が増える.

11. 高齢期の心理

　高齢期には心身の両面で個人差が極端に大きくなる.

　身体はこれまでの活力を失う時期であるため, 健康上の問題が生じ, そのための心配と悩みが重くのしかかる. 退職, 経済的な基盤の喪失, 社会的な繋がりの急激な減少の結果, 生きる目標あるいは目的を失いがちになる.

　しかし一方では, 職場や家庭内での自己のこれまでの貢献や業績を, 客観的にも主観的にも思い出として楽しむことができる人生の実りの時期でもある. これまでの人生の総合的な意味や, 自己の存在意義, 自己と他人の関係, 自己と社会との関係, 自己と次世代との関係の意味など, 人生を統合的に理解することが可能になる. この意味でこの時期は統合性過程の段階であるといえる.

　高齢期は人生の決算期である. 過去を想い現在を楽しみ, 未来社会に想いを馳せる余裕を備えた時期である. 今を満足し周囲と協調し, 社会に生きる方策を考え, 友人や社会と積極的に交わり,

余生を楽しむことが望ましい.

超高齢社会に生きる高齢女性｜　一人暮らしの高齢者が増えている. 特に, 女性の方が男性より平均寿命が長いため, 65 歳以上の一人暮らしの高齢者は 2015 年に約 592 万人, そのうち女性は 400 万人を占める. 科学の進歩の恩恵を受けて日本女性が最高長寿を獲得した現代, 心身ともに充実した高齢期の在り方が大きく問われるようになっている.

　高原須美子氏は「女は三度老いを生きる」という著書の中で, 女性が老いた親とつき合う上で大切なこととして, ①生きる張りを持たせる, ②家庭内での役割を分担させる, ③あたたかな保護者としての目を持つ, ④食べ物の分量といった日常のささやかな事柄に配慮する, ⑤疎外感を持たせない, ⑥兄弟姉妹に対し協力を期待せず平静な心で接する, と述べている. これらの言葉は女性と親との関係ばかりでなく, 人間, 特に「高齢期の女性自身がどうあるべきか」,「高齢期の女性が他人と生きる上でどうすべきか」についての配慮を良く示している.

　内閣府の 2014 年の調査によれば, 60 歳以上の比較的高齢な女性の約 7 割が日常生活に満足しているという. 生きがいを感じる時の意識調査では,「友人や知人と食事, 雑談している時」が約半数と最も高くなってきている. 高齢女性では次に述べるストレスの解消方法も, 家族より友人を頼ることが多いようだ. 化粧をする頻度が, 外出の多い高齢女性で高いとの報告がある. 化粧は自分自身の満足のために行うが, 同性の友人を意識して行うケースも多いようだ.

　若い世代に比べ, 高齢者では健康に気を使い, 運動を心がけ, 定期検診を受けている人が多い（図 8-11）. 特に女性はその傾向が強いと思われる. 規則正しくバランスのとれた食事や十分な睡眠も心がけたい. 寿命が著しく伸びた現在, 社会の高齢化が急速に進んでおり, 日本では 2035 年頃には 3 人に 1 人が高齢者になるという. 死に至る直前まで QOL の維持に必要な心身の機能を最適に保つことが重要である.

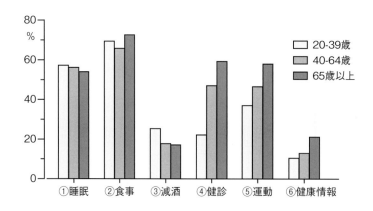

図 8-11　健康のために気をつけていること（「厚生労働白書」[xiii] より）

心の健康を維持するために｜　2016年度のアンケートによると，60代以上で約4割の人達が日常生活で何らかのストレスを受けているようだ（p.80，**図7-10**参照）.

　ストレスは情動などの脳の機能に変化をもたらし，自律神経系，内分泌系，免疫系，運動系を介して，身体に様々な反応をもたらす場合がある．心身に悪い影響を与えるようなストレスは，個人に応じたそれぞれの方法で解消することが大切だ．高齢者では友人や家族との会話，スポーツや趣味などでストレスの解消を図っている人が比較的多いようだ（**図8-12**）.

ポジティブな生き方｜　高齢者の「生きがいを感じる時」の意識調査では，欧米諸国に比べて日本では生きがいを感じている時の割合が少ない（**図8-13**）.「趣味に熱中している時」「美味しいものを食べている時」などは比率が高い一方で，「社会奉仕や地域活動をしている時」「他人から感謝さ

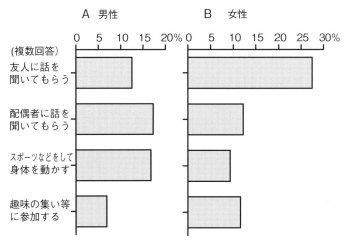

図8-12　高齢者のストレス解消方法（内閣府データ^{xiv)}をもとに作成）

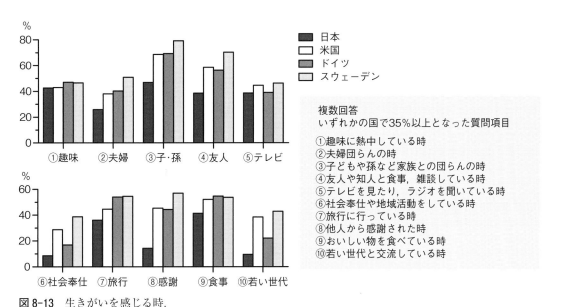

複数回答
いずれかの国で35%以上となった質問項目

①趣味に熱中している時
②夫婦団らんの時
③子どもや孫など家族との団らんの時
④友人や知人と食事，雑談している時
⑤テレビを見たり，ラジオを聞いている時
⑥社会奉仕や地域活動をしている時
⑦旅行に行っている時
⑧他人から感謝された時
⑨おいしい物を食べている時
⑩若い世代と交流している時

図8-13　生きがいを感じる時.
　　　　60歳以上の男女，各国約1000人を対象（内閣府データ^{xv)}をもとに作成）

れる時」「若い世代と交流している時」などで生きがいを見出す人は他の国々に比べて少ないようだ．1つの意識調査ですべてを結論づけることはできないが，現在のところ日本の高齢者はせっかく獲得した長寿を欧米の国の人々ほど快適に過ごしているとはいえないようである．高齢化社会に生きる者として，社会環境を積極的に改善し，自らもポジティブに生きる道を模索したい．

12. 超高齢社会への対応

病的老化｜　生理的老化と病的老化の判定は難しい．病的老化を見分け，早期に対応して健康寿命を延ばす対策が必要とされる．これまで健康長寿を目指して，フレイル評価基準，意欲テスト，認知機能評価テスト，活動能力指標等様々な評価基準がつくられてきた．

認知症｜　超高齢社会に生きる超高齢者に問われるのは認知症となっても正常の老化現象の延長と受け止め，物忘れなどにこだわることなく，従来の生活を続けながら穏やかに生きる姿勢である．認知症の一般的な対応については p.58 に記したとおりである．

軽度認知障害と生活習慣｜　軽度認知障害（MCI：Mild Cognitive Impairment）とは，認知機能に問題が認められるものの日常生活に支障をきたしていない状態のことをいう．近年，軽度認知障害の改善に食事，運動，睡眠など生活習慣の改善が大切という報告がなされている．磁気刺激による改善法の検討も進められている．

サルコペニアとフレイル｜　サルコペニアとフレイルは同じような筋力の低下と考えられがちだが，前者は四肢の筋量，握力，歩行速度の低下状態をさしているのに対し，後者は筋力の低下，歩行速度の低下に加えて倦怠感や易疲労性，活動性の低下，体重減少など全身的な症状の低下状態をさし，ストレスに対する回復力が低下した状態をさす．いずれも栄養の見直しや運動，精神的な介入などによって，自立した生活に回復することができる．

慢性疾患｜　多くの高齢者は高血圧，糖尿病，不整脈など何らかの慢性疾患を抱えて薬物療法を受けながら日常生活を送っている．一病息災といわれるように慢性の病気に対応する中で，生活習慣を見直し，食事や運動に気を付けて自立した生活を少しでも長く続けることが望ましい．

未病｜　近年検査法の進歩により，特に異常がない状態でも，検査値で異常と診断されることもある．未病とは発病に至らないものの軽い症状がある状態をさす．検査値に異常が認められるが自覚症状のない時点で病気にならないよう予防する「治未病」の考え方がある．

アクティブエイジング｜　高齢者は身体機能の一般的低下に加えて，退職，収入の減少，年金生活，地域社会との新たな関係，交通手段の問題，子どもの独立，孫の誕生や成長，親しい人との死別，病気との直面，病院通いなど大きな出来事が次々と生じることになる．エリクソン（EH Erikson, 1959）が述べているように精神は生涯発達すると考えられる（p.22 参照）．高齢者は人生の終末期に起こる様々な出来事に柔軟に対応することが可能と考えられる．高齢者が健康に恵まれて，自分

自立した生活	身の回りのことは自分で
規則正しい生活	身体のリズムを大切に. 適度な睡眠. 睡眠は少なからず多過ぎず
適度な運動,栄養	多すぎず少なすぎず. 歩行,手の作業,会話も大切
清潔保持	身の回りを清潔に. 衣服も住居も含めて
定期検診のすすめ	早めの対処
社会との交流	仕事,ボランティア,仕事の内容の変化を認める
若い人と接触	若い人の幸せを一緒に喜ぶ
社会に対して	選挙などを通して意見を表現する
多様な価値観を持つ	一つの考え方にこだわらない
好奇心	自分,他人,社会に対して興味を持ち続ける
欲望にこだわらない	金銭,物,地位に対する欲望は限りないので,ほどほどを知る
愛情もほどほど	他人の気持ちを尊重. 嫉妬心に負けない
他人に寛容	他人の生き方を尊重
死の受容	死を恐れず,生きてきたことに満足する

図 8-14　豊かな老後のために日常生活で心がけたいこと（佐藤昭夫[xvi], 2002 より）

の周囲に起こる変化を受容できて何らかの社会的活動が維持できるならば, 幸福な人生と考えられる. この考えは 1960 年代に米国でサクセスフルエイジングと唱えられた考え方である. 日本ではアクティブエイジングという言葉を使うことが多い.

日本には寝たきり老人の数が米国に比べて圧倒的に多い. 将来的にも介護の必要な寝たきりや認知症の高齢者が増加すると予想されている. そのような中でアクティブエイジングに必要なこととして身体と心の健康の維持への努力が大切である. 規則正しい生活, バランスの取れた食事, 適切な運動習慣, 頭を使う, 身の回りのことはできる限り自分で行う, 自分に合った趣味を持つ, 周囲への関心や気配りを怠らない, 新しいことに興味を持つことなどがあげられる（図 8-14）.

アクティブエイジングの実現には社会の制度上の整備が望まれる. 例えば, 高齢者の移動を可能にする駅のエスカレーターやエレベーターの完備, 住みやすいバリアフリーの住宅の完備, 高齢者でも読みやすい案内や文字の使用, 高齢者の体力に合わせた公園や休憩場所の設置などが進んでいる.

東洋科学の視点から　今日は整形外科, 翌日は消化器科, 翌々日は泌尿器科へと通う高齢者が多い.「生老病死」という言葉があるように人間の苦しみの 2 番目に「老」がある.

東洋医学では人を部分ではなく全体として総合的に診るという考え方を基本とする. 高齢者の治療に適切な療法といえよう. 身体の半分以上を占める骨格筋の働きが年齢とともに低下することを自覚しない人はいない. 内臓の働きを担う平滑筋も同様である. 五臓六腑のうち特に平滑筋を多く含む六腑の各器官が互いに繋がっているとする考えに頷ける.

高齢期に増加する認知症ではアルツハイマーが指摘したように脳に長年溜まった不溶性物質によって情報伝達が妨げられ身体の調節機能が低下する.

　東洋医学ではフレイル・サルコペニアなど老化にともなう筋力の低下は腎との関係が深いとされている．腎虚という病証名で表現されている．

　高齢医療では，一人で多疾患・多愁訴を持ち，慢性で治癒しにくいなどの特有な病態を示すことが多い．東洋医学は自然治癒力の向上を治療原理とすることから安全性は高く，身体にも優しい医療であり，高齢者医療においてはその活用が期待されている．

第9章

死の受容

<学習のポイント>

●死は誰ひとり避けることが出来ない.

●現在の日本における死の概念，死を迎える時の在り方，QOD について思いを巡らす．死に行く人について，死後に対する不安をはじめ，死の瞬間，家族や友人との別れ，残される人たちへの不安があること，を捉える.

●自分にとっての理想的な死の迎え方，また大切な人の看取り，患者の終末期に対応する医療者の在り方などについて，死をタブー化せずにとらえる.

キーワード：死の受容，死の三徴候，脳死，終末期，緩和ケア，看取り

1. 安らかな死を求めて

「願わくば花の下にて春死なむ　その如月の望月のころ」　永遠の眠りにつくときの理想を詠った西行の歌である（図 9-1）.

QOL（quality of life）に対して，死を迎えるときのあり方を QOD（quality of death）という．死をタブー視せず，自分にとって理想的な死の迎え方を普段から家族や大切な人と話し合いながら，生き生きと尊厳ある生活を送りたいという考え方が広まりつつある.

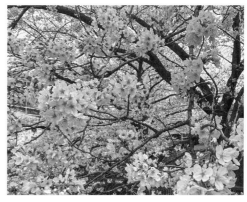

図 9-1　桜

2. 死の概念

人間の死という概念は，時代や国によって定義や考え方が異なる．現在の日本では多くの場合，医師または歯科医師が死を判定し，死亡診断書を発行することによって死が確定する．この判定に用いられる基準を「死の三徴候」という.

3. 死の三徴候

従来から用いられている死の判定法で，次項の脳死のケースを除いて，以下の三徴候により死の判定が行われる．死の三徴候は「その後，目を覚ますことはない」という経験則である.

① **呼吸の停止**：自発呼吸が不可逆的に停止していることをいう．具体的には聴診によって呼吸

音が停止していることを確認する.

　② **心拍の停止**：心臓が不可逆的に停止し，脈拍がないことをいう．聴診によって心音が停止していることを確認し，さらに頚動脈などの大きな動脈に触れて拍動が触れないことを確認する.

　③ **瞳孔散大・対光反射の消失**：瞳孔が開き，ペンライトで光をあてても瞳孔が縮小しないことを確認する．これは脳幹の機能が失われたことを反映している.

4. 脳死

　脳以外の身体の一部，例えば心臓が人工呼吸器を用いたりして特殊な医療の条件下で拍動している場合でも，脳が機能停止した場合には死と認められる.

<u>脳死とは</u>　現代の医療では，呼吸と心臓の拍動は人工的に維持できるようになったが，脳は人工臓器による代用が不可能である．このため，脳幹を含む全脳の機能が不可逆的に停止した状態を人の死とする「脳死」の概念が認められている．これによって，脳死者からの臓器移植が可能になったが，脳死判定を受けるか否かは，本人や家族の意思が尊重される．なお，植物状態とは，脳死とは異なり，大脳の機能を失って意識はないものの，脳幹の機能が残存または一部残存している状態をいう.

<u>脳死の判定</u>　脳死の判定は，脳障害の原因が確実に診断されていて，それに対してすべての適切な治療を行っても回復の可能性がないと認められる人に対してのみ行われ，以下の判定基準が満たされている必要がある.

　① **深昏睡**：意識がなく，顔面の痛み刺激に反応しないことを確認する.

　② **自発呼吸の消失**：人工呼吸器を外して自発呼吸をみる無呼吸テストは必須である.

　③ **瞳孔の散大と固定**：瞳孔に光を当て，瞳孔が直径4mm以上で，外からの刺激に反応がないことを確認する（対光反射の消失）.

　④ **脳幹反射の消失**：対光反射以外に，角膜反射（綿棒などで目の角膜を刺激しても瞼を閉じない）・咳反射（喉の奥を刺激しても咳をしない）などの消失も確認する．自発運動やけいれんがみられれば脳死ではない.

　⑤ **平坦脳波**：最低4導出で，30分間にわたり，脳波が平坦であることを確認する.

　⑥ **時間的経過**：上記①〜⑤がそろった場合に，6時間以上（小児は24時間以上）経過をみて変化がないことを確認する.

<u>死と心</u>　死は脳の神経細胞の機能停止とともに現れるのだが，民族・宗教・文化等の違いから肉親の脳死を死と認めない場合もある．脳の機能停止後も心臓や髪の毛，爪などは長く生きており，死後も2，3日間ひげや爪が伸びる．脳死を「人の死として妥当だと思う」と回答する人の割合は米国や西欧で60〜71%だが，日本では43%にとどまる.

5. 死と不安

　人間の一生の発達が終了して死に至るのであるが，人間は他の動物と異なり，高度に発達した脳により，思考と感情を持ち，死に対して異なる認識を示す．自然と戦い，病気など生きる上での苦難に直面してきた人間でも，死に対する不安は大きい．不安のいくつかを次に列記してみる.
　①　**死後に対する不安**：死後の世界があるのかどうか，あるとすればどこなのか．死後の世界ではこの世で巡り合えた親しい人々と再会できるのか，さらに死後の世界で審判を受けるのかなどという不安がある.
　②　**意識を失う瞬間への不安**：死の間際，意識を失う瞬間に身体は耐え難い痛みなどの状況に陥るのではないかという不安がある.
　③　**家族や友人との関係を失う恐れ**：死後，仕事や生活を共にした人から忘れ去られる恐れがある．自分の一生のすべての価値を誰がこの世で判断するのかという不安がある.
　④　**残される人たちへの心配**：自分の死後，家族や親しい人達の人生に対する精神的社会的な面からの心配がある.
　このような不安に対して，人類誕生以来の長い歴史と個人の誕生以来の発達史を理解したうえで，ひとりの人生は終末を迎えるが，人間の心は次世代に引き継がれていくという事実を認識することは，死に直面する側のみならず残される側にとっても，幾ばくかの救いとなりえよう．あくまでも人間は，この世で生きている限り，現実の世界，特に次世代に向けた理想の世界を作り上げ，生あるものは必ず死を迎えるという生物界の掟を理解することが望ましい.

6. 死と宗教

　死に対する不安を和らげるためであろうか，テレビで時代劇を見ていると，一時代を極めた時の権力者の死に際し，心の安寧を祈る僧侶の姿がある.
　不安に対する救いを，人は誰かに求めずにはいられない．古い時代には各民族は人間の存在を超えた偉大な存在を作り出してその力に頼ろうとしてきた．自然崇拝，祖先崇拝があり，霊魂と交霊する呪術者の存在もあった．様々な民族宗教が集団の安定を図る上で生まれ，発展していった．洋の東西を問わず死者を弔う王の墓が作られた．エジプトのピラミッドには王や王妃がきらびやかな衣装を装った姿で横たえられている．日本には天皇を祀った巨大な前方後円墳が残っている.
　紀元前5世紀から紀元7世紀にかけて，民族宗教を土台にして仏教，キリスト教，イスラム教が現れ，人々の不安，とりわけ死への恐れに対する救いを与えるものとして現在も存在し続けている.

7. 死の受容

　死を前にした患者の心を理解するための本として，エリザベス・キューブラー・ロス（E. Kübler-Ross）1969年著の「死ぬ瞬間 On Death and Dying」が有名である．この本の中では，人が自分の死が近いということを知ってから死に至るまでの間に，以下の5つの段階を踏んでいくこ

とが記されている．ただし，これらの段階には個人差があり，必ずしも順序良く来る訳ではない．

①　**第1段階「否認」**：自分の死が近いことに衝撃を受け，「診断が間違っているのではないか」などと否認をすることで自分を防衛しようとする．

②　**第2段階「怒り」**：「なぜ自分が！」「〜のせいだ！」という怒りを周囲に向ける．

③　**第3段階「取り引き」**：神仏などにすがり，「良い行いをするから助けて欲しい」とか「〜まで生かせて欲しい」などと，死を遅らせることを模索する．

④　**第4段階「抑うつ」**：病気によって失ったものへの喪失感と，間もなく訪れる愛する人との別れに対する喪失感などから，深い悲しみに沈む．

⑤　**第5段階「受容」**：死を受け入れ，人生を振り返り，心に平穏が訪れる．

エリザベス・ロスは終末期医療の先駆者として知られる．

8. 終末期の医療

医療が発達したとはいえ，いまだ不治の病は多く，医療人は往々にして患者とともに死に向き合うことになる．終末期の患者に対しては，身体的苦痛だけではなく，精神的苦痛をも緩和することが重要である．例え体が利かずとも，人間としての尊厳を大切にしてあげたい．

終末期の医療はターミナルケア，ホスピスケアともいわれる．

人間が最も怖れるのは死に際しての苦痛であろう．特にがん患者は終末期において痛みに加えて，呼吸器，消化器などの身体症状，不安，抑うつなどの心理的症状など様々な苦しみに襲われる．日本では長い間，末期がんの痛みに苦しむ患者にモルヒネのような麻薬を使う事への抵抗があり，医師は麻薬の適応を少量にとどめる傾向があった．

末期のがん患者に向き合い，エリザベス・ロス同様終末期の医療に尽力したのがイギリスのシシリー・ソンダース（C. Saunders）である．39歳で医師となり，1967年にホスピスを立ち上げ，患者の話を聞くことに治療の効果があるとし，モルヒネで痛みを取り除くことなども確立した．

終末期医療に関するガイドライン　日本では2016年11月公益社団法人全日本病院協会が「終末期医療に関するガイドライン〜より良い終末期を迎えるために〜」を改訂した．

この中で「終末期」とは以下の3つの条件を満たす場合である．

①　複数の医師が客観的な情報を基に，治療により病気の回復が期待できないと判断すること

②　患者が意識や判断力を失った場合を除き，患者・家族・医師・看護師等の関係者が納得すること

③　患者・家族・医師・看護師などの関係者が死を予測し対応を考えること

さらに2018年3月には「人生の最終段階における医療の決定プロセスに関するガイドライン」の改訂結果が厚生労働省より発表された．改訂の要点は

①　病院だけでなく在宅医療・介護の現場でも延命治療への対応を活用できること

②　心身の状態の変化に応じて本人の意思は変化しうるものであり，どのような医療ケアを望むか，生き方を望むかを日頃から話し合うこと

③　本人が自らの意思を伝えられない状態になる以前に，本人の意思を推定できる者について前もって決めておくこと

④　繰り返し話し合った内容をその都度文書にまとめておき，本人・家族などと医療チームで共有すること

等が決められている.

緩和ケア｜　緩和ケアというと，以前はがんの終末期の医療とされた. 現在は終末期に限らず，がんなどの治療と並行して行われる考え方である. 緩和ケアの一つに終末期ケアが含まれるという考え方もある. がん以外の病気に対するケアも含めて緩和ケアを提供する体制が整備されるようになっている.

2002 年 WHO は緩和ケアについて次のように定義した.

「緩和ケアとは生命を脅かす疾患による問題に直面している患者とその家族に対して痛みやその他の身体的・心理的・スピリチュアルな問題を早期に発見し，的確なアセスメントと対処を行うことによって苦しみを予防し和らげることで，QOL を改善するアプローチである」

看取り｜　命をどのように終えるかは，生きている限り人が想う最も大切なことと思われるが，それを口にする人は少ないようである. 長年住み慣れた家で死を迎えたい，病院で，施設で等いろいろな最期があるが，この世を去る間際は穏やかでいたいとすべての人が願うであろう.

「死を待つ人の家」はすべての人に穏やかな死をとの願いから，1952 年マザーテレサによってインドで開設された. 道端で倒れている人をそこへ連れ帰り，死の前の数時間，数日間を最も人間らしく過ごさせて死なせてあげたという.

看取りは終末期ケアと同じ理念を持つ. 死に際して，医師がすべてを判断するのではなく，家族や患者の意向を最大限尊重することを重視する. 尊厳死，自然死，平穏死等と言い換えることもできる.

9.　生と死と次世代に繋げる心

親しい人たちの死は残される人々にも大きな悲しみをもたらす. 家族の死は人生最大のストレスとされる. モンゴルに「スーホーの白い馬」という民話が伝えられる. 愛馬を失った少年が悲しみで眠れない夜を過ごすのだが，ある晩夢で馬に会い，亡骸の骨や皮，筋や毛で琴をつくるよう告げられる. 馬頭琴を弾くたびに，共に過ごした日々を思い出し，すぐそばに白馬がいる思いになったという. 亡き馬を思って奏でられる音は美しく，聞く人の心を癒したそうだ（**図 9-2**）.

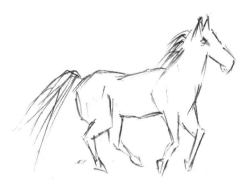

図 9-2　スーホーの白い馬

　亡き人が心の中で生きつづける精神性を柳田邦男は死後生と呼んでいる．未来を生きる人の人生を支えたり，膨らませたり，より輝くものにしていく意味において，精神性の命は終わらない．

　人間は唯一言葉，文字，絵画，音楽などの芸術を創り，ものの理を探り，道具を創り，伝える心を持った存在である．自分の歩んできた人生で得た精神を次の世代に伝え，文化として次世代に託していくことを喜びとしたい．

東洋科学の視点から

春には芽吹いたさまざまな植物が鮮やかな花を咲かせ，実を結び，やがて枯れて土に帰って行く姿から，すべての命が限りあるものであることは誰もが自然に理解している．

　東洋医学では身体各部をつかさどる五臓の気（臓気）と食物から気血を生み出す胃の機能（胃気）により全身の維持と栄養が行われるが，胃気が損なわれると五臓は不調和を起こし，ひいては死をもたらすと考えられている（陰陽別論）．また東洋医学では死生について脈を指標に診察することがあり，脈拍の欠損や脈拍数などでみる場合もある．

　老荘思想によれば，万物は生と死のどちらがそのもとなのか，はじめなのかを知ることは難しく，消滅と生成，実在と虚無を繰り返している[8]．

　人間は世代から世代へと命を繋いできた．すべての人間は最長でも120歳を超えて生きることはできない．すべての人間は死を迎える運命にある．科学や医療の進歩によって超高齢社会を迎えた現代の日本人は，地球上に生きる生物として幸せな存在といえる．医療従事者は自然治癒力を促し，天寿を全うさせるよう支えることが大切である[13]．

　近い将来死を迎える運命にある高齢者は，死への心の準備が必要であるが，死の迎え方が問題となる．死は誰にでも理解できる現象でありながら自分の死に対する心構えは難しい．死と共に意識は永遠に失われる．日常意識のない世界を人間は睡眠という形で経験し，起床して意識を取り戻す生活をしている．朝起きた時「おはよう」，眠る前には「おやすみなさい」という習慣がある．高齢者は死を迎える準備として眠る前の心境を大切にし，朝起きた時の喜びを大切にすることが望まれる．このような心構えを持った時，高齢者は永遠に意識を失う死に対して苦しまずに受け入れることができると思われる（佐藤昭夫[6]）．

第 10 章
生活と健康

＜学習のポイント＞

●人間の生活環境は現在の日本ではかつてない程に整った．しかし健康の不安を訴える人や糖尿病などの病気に苦しむ人の数は増える一方である．病気には個人の生活習慣が関わっていることが多い．

●生活習慣病を引き起こす要因として栄養過多や運動不足がある．さらに虚血性心疾患と脳卒中の原因と症状を例に，生活習慣の見直しや予防対策を図る．

●望ましい生活習慣を子どものころに身に付ける事が健康寿命を延ばすために重要である．

キーワード：健康の定義，病気，水衛生，生活習慣病，カルシウム

1. 健康の概念

　私たちは日常「お元気ですか？」と挨拶することが多い．また「健康第一」「健全な精神は健康な身体に宿る」などの日常訓があるように，古くから日本人が健康を非常に大切にして来たことが分かる．健康はすべての人間にとって，よりよく生きる上で欠くことの出来ない条件である．

健康の定義　1946 年の国際保健会議において世界保健機関（WHO）憲章が調印された．その中で「健康とは身体的，精神的および社会的に完全に良い状態にあることであり，単に病気や病弱では無いということではない」と定義し，健康が単に身体の健康を意味するのではなく，精神や社会的な健康が大切であることを強調した．また「健康を確立させることは社会的，政治的，宗教的条件や人種に関係なく，生まれながらに持つ基本的権利である」と，健康が個人の権利であることを謳った．さらに「健康は個人と国家の完全な協力に依存する」と，個人の健康には社会の関与が重要であることを指摘した．世界保健機関憲章は 1948 年 4 月 7 日に発足し，以来 4 月 7 日が世界保健デーとなっている．

主観的な健康感とは　社会の中では多くの人が病気を抱えながらもいきいきと生活をしている．このため，健康の指標として客観的な医学的検査値だけではなく，主観的な健康感が重要視されるようになっている．病気や障害と共生しながらも，QOL の高い，生きがいのある人生を享受できることが望ましい．

2. 病気とその予防

病気と誘発原因　健康な状態がある範囲を越えて阻害された状態が病気である．病気は，疲れているから風邪を引いた，風邪が流行して風邪を引いたなどの表現があるように，ウイルスのような主因に身体疲労のような誘因が重なって，発症する場合が多い．病気の原因が身体内部にある場合を内因または素因，身体外部にある場合を外因と区別することもある．例えば，血友病のような遺

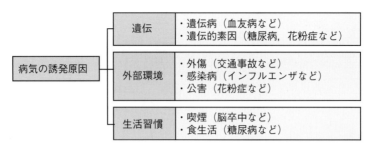

図 10-1　病気の誘発原因

伝的要因や年齢や性による要因は素因である．栄養障害，気候，病原性微生物，毒性を持つ化学物質などは外因である．スギの開花によって起こる花粉症は，アレルギー素因に花粉という外的要因が加わって発症する．また，糖尿病のように生活習慣が身体の内部環境に影響を与えて，健康を脅かす場合も多い（**図 10-1**）．

　歴史的には，中世のヨーロッパで猛威を振るったペストや日本で昭和の初期に流行した結核など，人間は長い間，病原性微生物による感染症に苦しめられてきた．現在も感染症の脅威は変わらないが，現在では感染症によらない病気，例えば生活習慣病なども大きな問題となってきている．健康な状態を維持するには，個人の条件，環境条件，病因の3つの条件が平衡を保つ必要がある．この平衡状態がどこかで崩れると不健康な状態に移行することになる．

病気の予防｜　病気の遺伝的要因は改善できないが，外部環境と生活習慣を見直すことによって，より健康な生活を送ることが可能となる．感染症に対する対策としては，上下水道などの衛生環境の整備や予防接種が重要である．風疹の予防接種は現在は男女とも1回目を1歳過ぎに，2回目を小学校入学前に行っているが，1995年以前は先天性風疹症候群を防ぐ目的で女子中学生のみに接種していたため，風疹が流行すると，予防接種を受けていない世代の男性が風疹に感染する可能性が高い．2020年蔓延中の新型コロナウイルス感染症の予防対策としては，手洗い・咳エチケット・マスク着用・換気などのほかに，睡眠や栄養を十分にとりストレスを減らし体の抵抗力をつけることも大事である．人と人との距離をとる（social distance），3つの密（密閉・密集・密接）を避けるなど，新たな対策も提唱されている．

　生活習慣病の予防としては，食習慣，運動習慣，休養，喫煙，飲酒などのライフスタイルの改善に重点が置かれている．政府は1998年に「健康日本21企画検討会」を発足させ，「すべての国民が健康で明るく元気に生活できる社会」の実現を図るため，壮年死亡を減少させ，健康寿命を延長させることを目標として，一人一人の意識変革とライフスタイルの改善を促している．

3. 水衛生

水道の歴史｜　上水道は紀元前3000年頃，農耕を営む地域で灌漑用水の一部として造られた．人口が集まる都市では早くから水の汚染による伝染病が問題となっていた．紀元前312年にローマ市で水道が造られ，次第に発展して広場の噴水や浴場などの公共施設や邸宅，水くみ場に給水する大がかりな上水施設ができた．ロンドンでは1581年に，パリでは1608年に，テームズ川やセーヌ川か

らの水を大量に取り入れる上水道が造られた．日本でも16世紀半ばに小田原上水，1590年に神田上水の元となった小石川上水が造られたとされる（**図10-2**）．19世紀後半，開国によってコレラや赤痢等の伝染病が流行して多くの死者を出したのを契機に，イギリスに倣った近代的上水道施設が各都市に整備されるようになった．日本の水道水は飲料水として使用できるが，現代はマーケットで飲料水を買う人が増えている．

<u>下水道の発展</u>｜　使用済みの水や糞尿などを流し去るシステムとしての下水道も，上水道と同じ頃造られたらしい．ローマでは紀元前600年頃に大下水溝が造られた．近代都市では上水道に比べ下水道の普及は比較的遅れた．ロンドンやパリでは1831年のコレラの大流行をきっかけとして，1850年頃に汚水や雨水を一緒にテームズ川やセーヌ川の下流に流すようになっ

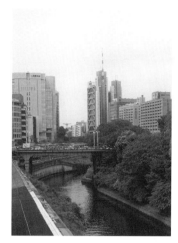

図 10-2　神田上水から発展した現在の神田川

た．日本の近代的な下水道は1884年頃東京神田鍛冶町などに造られ，下水道法も制定されたが，下水道の普及は西洋諸国に比べて非常に遅れていた．

4. 衛生環境の変化

<u>死因の変遷</u>｜　第2次世界大戦後，抗生物質を始めとする新薬が使われるようになり，また衛生環境や栄養も改善され，感染症は急速に減少した．1950年頃まで死亡率の上位を占めていた結核や肺炎などの感染症に代わって脳血管疾患（脳出血と脳梗塞），悪性新生物（がんなど），心疾患（心筋梗塞，心不全など）が死因の上位を占めるようになった（**図10-3**）．2018年には悪性新生物が死因の首位，心疾患が2位，老衰が3位，脳血管疾患が4位を占めている．老衰，肺炎が近年増加傾向にある．新型インフルエンザ，新型コロナウイルスなど新しいタイプの感染症も増え，感染症対

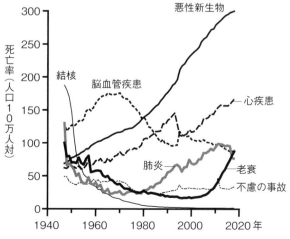

図 10-3　死因別死亡率の推移（厚生労働省データ[i]をもとに作成）

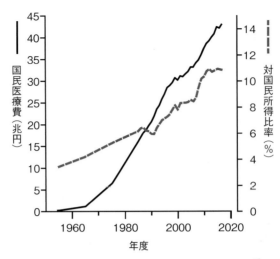

図 10-4 国民医療費の推移（厚生労働省データ[ii]を
もとに作成）

策は再び重要視されるようになっている．

医療費 近年では平均寿命の伸びはやや頭打ちになってきているが（p.85，**図 8-1** 参照），国民一人当りの医療費は伸び続け，2018 年には国民医療費は国民所得の 10.66％を占めるに至っている（**図 10-4**）．健康寿命が平均寿命より約 10 年も短いことが一因とされる（p.86，**図 8-3** 参照）．病気になってから高額な医療によって治療するより，いかに病気を予防するかが課題となっている．

5. 望ましい生活習慣

人々の日常生活は習慣になっていることが多い．文化的，社会的，経済的，環境的に特徴づけられた様々な習慣的行動のパターンを生活習慣（ライフスタイル）という．生活習慣は時代，地域社会，年齢，職業などの影響を大きく受ける．

人間にとって望ましい生活習慣について古くはギリシャのヒポクラテスが，規則正しい運動，適度な労働，十分な睡眠と休養，バランスのとれた食事などが重要であると述べている．

健康を維持する上での望ましい生活習慣は年齢によって差異はあるが，基本的には子どもの頃に身につけたものが，青年期，成人期へと繋がると考えられる．健康維持のための現代の生活習慣を以下に述べる．

① **栄養バランスのとれた規則的な食事**：朝食をとることが大切である．朝食をとらないと，脳の働きに必要な血糖を高めることができず，心身活動のスタートに不利となる．不規則な間食，特に夜の間食は，肥満の原因になりうる．標準体重を維持するように努める．嗜好品の中では，タバコの害が強く指摘されるようになった．適度のアルコールは心身のリラックスによいといわれるが，飲み過ぎは心身を蝕む．

和食は自然の美しさや季節の移ろいを大切にしながら地域に根ざした多様な食材を用いている．栄養バランスに優れ，健康的な食生活を支えるとして世界で注目されている．

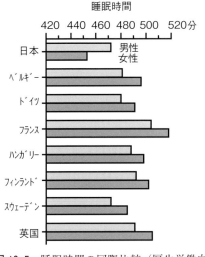

図 10-5　睡眠時間の国際比較（厚生労働白書iii）をもとに作成）

健康な生活を送るための生活習慣

1. バランスのとれた食事を規則正しくとる
2. 適度な運動を毎日行う
3. 規則正しく睡眠をとる
4. 無理な労働をし続けない
5. ストレスに適切に対処する
6. 望ましい生活習慣を楽しみながら実行する

図 10-6　健康のための 6 つの生活習慣

---

②　**適度な規則的運動**：機械化が進んで日常生活が便利になった現代社会では，運動量が不足しがちである．運動とはスポーツばかりでなく，日常生活面における歩く，話す，表情を豊かにする，字を書く，料理をする，手足を動かすなどを積極的に習慣づけることが大切である．

③　**規則正しい睡眠のリズム**：日本人の平均睡眠時間は世界に比べるとかなり短いといわれる（図 10-5）．睡眠は一日 7～8 時間とるのが望ましい．十分な睡眠をとると，日中の心身の働きを高い質に維持できる．

④　**労働と休養のバランス**：長時間労働を是正する見直しが進められているものの，過度な労働を行う人も多い．人生の価値観は個人毎に異なるので，一概に論ずることは難しいが，疲労が翌日まで残るような労働を続けることは避けるべきである．

⑤　**ストレスへの対処**：7 章を参照

⑥　**望ましい生活習慣を持つことへの喜び**：①～⑤にあげた生活習慣はいずれも大切であり，誰でもが理解できるものである（図 10-6）．しかし，多くの人たちは分かっていても様々な理由を挙げて実行しない．望ましい生活習慣は，子どもの頃から楽しみながら習慣づけることが大切である．

望ましい生活習慣には社会の姿勢も大切である．手軽に自動販売機でタバコを買える，ジャンクフードが氾濫している，仕事や人間関係で飲食を遅くまで付き合わされる，などの社会環境は悪い生活習慣を招きやすく，長期間続くと健康な状態を保ちにくくなる．

6.　生活習慣が引き起こす問題

<u>生活習慣病</u>　生活習慣病の定義は「食習慣，運動習慣，休養，喫煙，飲酒などの生活習慣が，その発症・進行に関与する疾患群」であり，これは特定の疾患をいうのではなく，生活習慣が深く関連している様々な疾患をさす言葉である．たとえば食習慣に関連しては 2 型糖尿病，肥満，高血圧，高脂血症，大腸がん，歯周病（いずれも家族性のもの，先天性のものを除く）が問題となる．また喫煙は様々ながんや動脈硬化性疾患（心筋梗塞や脳卒中など）の重要な危険因子である．アル

コールの過剰摂取は急性中毒のほか，肝障害，胃腸障害，糖尿病などを引き起こす．喫煙，高血圧，高コレステロール血症は組み合わさることによって，重症の虚血性心疾患の発生率を著しく高める（**図 10-7**）．政府による生活習慣病予防のための食生活指針を**図 10-8** に示す．

栄養過多と肥満｜ 肥満とは，からだの脂肪組織が普通より多過ぎる状態で，糖尿病，高血圧，高脂血症，動脈硬化，高尿酸血症，脂肪肝など実にさまざまな病気の温床になる．特に腹腔内に脂肪がつく「内臓脂肪型肥満」は，生活習慣病のリスクを高めるため注意が必要である．肥満の多くが，食べ過ぎと運動不足などの生活習慣によるものである（**図 10-9**）．

7. 身体に取り込んだ糖の問題

糖尿病｜ 糖尿病は，糖代謝を調節しているホルモンであるインスリンの分泌不足や作用不足により血液中のブドウ糖濃度が異常に高くなる病気である．1950 年代の日本の患者数は 20 万人だったが，2016 年の調査では約 1000 万人の有病者及び予備群がいると推定される．

　日本人を含むアジア人種はもともと農耕民族であったことから欧米諸国に比べて肉や高脂肪をとる習慣がなく，インスリン分泌も欧米人に比較して少ない．ところが食の欧米化と機械化による運動不足が影響して徐々に肥満が増え，膵臓への負担も増して 60 年余りの間に患者数が約 50 倍に迄増えたと考えられる．糖尿病は 1 型糖尿病（インスリン依存型糖尿病）と 2 型糖尿病（インスリン非依存型糖尿病）とに分類されるが，日本では 95％以上が後者であるといわれている．

　① **1 型糖尿病**：生活習慣病ではなく，体の自己免疫システムなどが誤って，インスリンを産生する膵臓の β 細胞を破壊することで発症する病気である．小児期から青年期にかけての発症が多く，患者はやせていることが多い．

　② **2 型糖尿病**：生活習慣との関連が深いのは 2 型糖尿病で，中高年の発症が多い．日本人の 2 型糖尿病では，遺伝的な素因によって元々インスリン分泌能力の低い人が，過食や運動不足などの生活習慣が加わって発症に至ることが多い．インスリン分泌低下と関連する遺伝子としては 2008 年に日本の遺伝子解析によって同定された *KCNQ1* 遺伝子など複数の遺伝子が知られている．過食・運動不足やストレス下では，血液中の糖を代謝するために大量のインスリンが分泌されるようになり，長期間続くとインスリンを分泌する働きが低下したり，肝臓などがインスリンに対して抵抗性を示すようになり，糖を適切に代謝できず，血糖値が上がり糖尿病になる．

糖尿病の症状｜ 糖尿病になると，口渇，多飲，多尿などの症状がみられ，進行すると疲労感，体重減少が進み，時には昏睡に陥ることもある．さらに進行すると神経障害（神経痛，痛覚障害による下肢の壊疽，ED など），網膜症（失明する可能性がある），腎症（人工透析が必要となる）など，様々な重篤な合併症を引き起こす（**図 10-10**）．2 型糖尿病の治療としては食事療法，運動療法が基本で，インスリンや血糖降下剤の投与も有効である．

8. 循環系の問題

高血圧症｜ 高血圧症とは，血圧の高い状態が継続的に認められる状態をいう．血圧を繰り返し

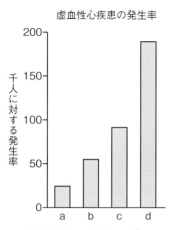

虚血性心疾患の発生率

図 10-7　生活習慣病の危険因子[iv]
三大危険因子の組み合わせと 10 年間の重症虚血性心疾患の発生率.
30～59 歳, 男性, 年齢補正.
a. 危険因子なし, b. 喫煙, c. 高コレステロール血症と高血圧, d. b＋c の条件

食生活指針

1. 食事を楽しみましょう.
2. 1 日の食事のリズムから, 健やかな生活リズムを.
3. 適度な運動とバランスのよい食事で, 適正体重の維持を.
4. 主食, 主菜, 副菜を基本に, 食事のバランスを.
5. ごはんなどの穀類をしっかりと.
6. 野菜・果物, 牛乳・乳製品, 豆類, 魚なども組合せて.
7. 食塩は控えめに, 脂肪は質と量を考えて.
8. 日本の食文化や地域の産物を生かし, 郷土の味の継承を.
9. 食料資源を大切に, 無駄や廃棄の少ない食生活を.
10. 「食」に関する理解を深め, 食生活を見直してみましょう.

図 10-8　食生活指針
（「食生活指針の解説要領」[v] より）

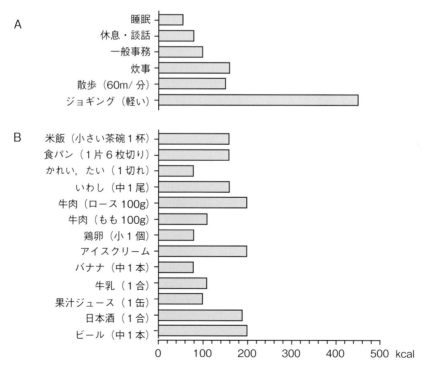

図 10-9　生活活動・運動と消費エネルギー（A）と食品のカロリー（B）[vi]
A は, 50 歳代, 体重 60 kg の男性の場合. 各活動の 1 時間当たりの消費エネルギー.

測っても最高血圧が 140 mmHg 以上, あるいは最低血圧が 90 mmHg 以上であれば, 高血圧症と診断される. 中年期以降に血圧が上昇してくる本態性高血圧は遺伝的要因がある程度関与している.

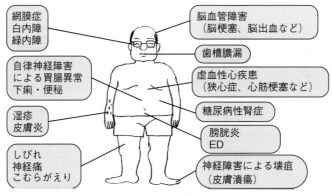

図 10-10 糖尿病から起こる合併症[vii]

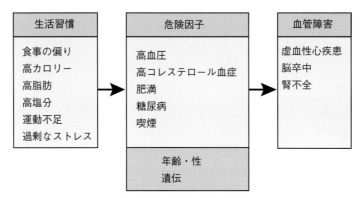

図 10-11 生活習慣・危険因子と血管障害[vi]

高脂血症と動脈硬化 高血圧の状態が続くと血管は常に張りつめた状態のため，次第に弾力性や柔軟性が失われ，動脈硬化になる．血液中のコレステロールが高いと（高脂血症），血管壁にコレステロールが沈着して動脈硬化が進み，血栓ができやすくなり，脳梗塞や心筋梗塞に繋がる．腎臓の動脈の壁が肥厚し腎血流量が減少すると，腎臓の機能が低下する．高血圧はポンプである心臓の負荷を増やすため，心不全などの心疾患にも繋がる．さらに脳の血管が変化して破れやすくなるので，脳出血が起こりやすい．

　日本では2016年の調査で約1000万人が高血圧と推定されるが，大部分は自覚症状のないまま慢性に経過し，徐々に心臓，脳，腎臓などの重要な臓器が障害される．高血圧の予防・治療に役立つ身近な処置として，減塩の食事療法，肥満を防ぐ，過度なアルコール摂取の制限，運動の励行，禁煙，ストレスへの対処などが重要とされている（**図 10-11**）．

9. 心臓・脳に起こる問題

虚血性心疾患 冠動脈は心臓の筋肉に血液を送る血管であるが，この内側が動脈硬化などによって狭くなり，血液が十分に流れなくなると，心筋は酸欠状態を起こしやすくなる．激しい運動をした時，急に寒い所に出た時，突然に激しい怒りを感じた時など，心臓への急激な負担がきっかけとなって心臓発作が起きる．心臓発作時に経験される胸の痛みは，締めつけ感，圧迫感，灼熱感を伴い，強烈な痛みのために冷や汗，呼吸困難，嘔吐などの症状を伴い，意識を失うこともある．

　冠動脈の収縮などにより血流が一時的に止まり，すぐに再開される状態を狭心症とよぶ．狭心症の既往がある患者は，ニトログリセリン舌下錠を身につけていることが多い．ニトログリセリンは血管拡張作用があるため，心臓発作時はこれを舌の下で溶解することにより血流を再開できる可能性が大きい．本人が意識を失っている場合は周囲の人の協力が必要である．

　冠動脈が血栓で完全に塞がると，虚血流域の心筋は壊死状態に陥る．この発作は心筋梗塞とよばれ，激しい痛みが 30 分以上も続く．血管が塞がると時間が経つに従って心筋の壊死が進行し，壊死した心筋細胞は再生しない．このため 1 分 1 秒でも早く，血栓溶解療法（薬で血栓を溶かす治療）やカテーテル治療などによって血流を再開することが重要である．

　心筋梗塞によって，心室細動という不整脈を生じることがある．心室細動では心筋が痙攣したようになって心臓がポンプとして働かなくなるために，脈拍がなくなり，意識を失い，そのままでは死に至る．突然の心停止から命を救うために重要なのは，119 番通報，心肺蘇生（心臓マッサージなど），そして AED（自動体外式除細動器）による電気ショックである．救急隊の到着を待つだけでは心肺機能が停止した人の約 1 割しか助からないが，近くにいる人が心肺蘇生を行ってさらに AED を用いることによって，約半分の人の命が助かって社会復帰を果たすことが可能になる．

脳卒中|　脳卒中は，脳血管の閉塞や脳出血により脳の神経細胞が虚血に陥って生じる．高血圧による動脈硬化が原因となっていることが多い．

　脳血管が一過性に閉塞する発作は，一過性脳虚血発作（TIA）と呼ばれる．半身の麻痺やしびれ，軽い言語障害などを起こすが，たいてい数分から数時間で血流が回復して感覚が戻り，症状は消失する．一過性脳虚血の発作の後は 3 か月以内に 15〜20％の確率で脳梗塞を発症するともいわれているので，適切な対処をすることが大事である．

　血液の塊などが血栓となって脳の血管に詰まり，その周囲の脳組織が壊死する状態を脳梗塞という．脳梗塞の主な症状としては半身の麻痺やしびれ（半身不随），言語障害や意識障害などが挙げられる．脳梗塞の発症から数時間以内であれば，血栓溶解療法やカテーテル治療によって血流を再開させることが可能である．これら治療法の開発により，脳梗塞の後でも後遺症をほとんど残さずに日常生活に戻れる人が増えてきている．

　脳出血は脳内出血とくも膜下出血に分類される．生活習慣に起因するのは主に脳内出血である．脳出血は急激に発症することが多く，重症の場合には昏睡状態に陥り，いびきをかき，そのまま死亡することもある．比較的軽い場合でも，半身に起きる顔面や手足の麻痺，言語障害，感覚の麻痺や過敏症，意識障害などを引き起こし，これらが後遺症として残ることが多い．

10.　カルシウム不足と骨粗鬆症

　骨粗鬆症は単位容積あたりの骨質量が減少した状態で，骨が"すの入った大根"のように粗になり，もろくなる病気である．発症率は 60 歳頃から高く，女性では閉経後に非常に高くなる．

カルシウムの代謝|　骨粗鬆症はカルシウムの代謝が悪化しているために起こる．血液中のカルシウムを骨に留めるためには女性ホルモン（エストロゲン），活性型ビタミン D_3，カルシトニンなどが，一方，骨の中のカルシウムを血液中に出すには副甲状腺ホルモン（パラソルモン）が重要な働

きをする．女性では閉経後に女性ホルモンが急激に減少するため，また，男女とも加齢に伴ってパラソルモンが増加するため，骨が弱くなる．

　活性型ビタミン D₃ とはビタミン D₃ が肝臓や腎臓で活性化されたもので，腸管からのカルシウムとリン酸の吸収を促進し，これによりミネラルに富んだ強い骨が形成される．活性型ビタミン D₃ の不足により，血液中のカルシウムとリン酸濃度が低下すると骨の石灰化が不完全となり，くる病・骨軟化症・骨粗鬆症の原因となる．ビタミン D₃ は魚やキノコ類などの食べ物から体内に取り入れられる．一方体内で合成することもでき，日光を浴びることにより生成される．

カルシウムの摂取と運動｜　骨の強さに関係の深いものにカルシウムの摂取や運動がある．カルシウムの一日の推奨量は年齢・性別で異なり，例えば 18〜29 歳男性では 800 mg，女性では 650 mg である．1950 年頃日本人のカルシウム摂取量は 300 mg 以下であり，骨粗鬆症のために腰がかなり曲がった高齢者を見かけることも多かった．現在ではカルシウム摂取量は増加したが，まだ推奨量には至っていない．思春期以降で推奨量に対する充足率が低く，将来，骨粗鬆症になる危険が心配されている．

　宇宙飛行士では重力がかからないため，また日光を浴びることもできないので，骨粗鬆症と同じように骨が著しく弱くなることが知られている．立ちあがることや歩行によって足・腰の骨に体重をかけたり，太陽の光を浴びたり，運動したりすることが骨を強くするために重要である．

東洋科学の視点から　養生とは，「体を大切にして健康増進に努めること」とされる[4]．「内経」では養生に重要なことを「真気を保つ」といい，真気（生まれ持ち備わっている力）が損なわれなければ天寿を全うできるとしている．また素問上古天真論篇では真気を保つためには，「自然のままに生きる」，「飲食に節度が必要である」，「欲望を抑制し，感情を制御する」，「身体に疲労を蓄積しない」などの生活習慣に関する記載がある．このように東洋医学では，生活習慣の継続が健康増進につながり，病気の予防につながることを示している．また貝原益軒は養生訓で「人の身体は天地，父母の恵みを受けて生まれ，養われる．謹んで良く養い，天寿を全うすることが大切である」「飲水をほどほどにし，お茶を適当に取り，タバコや性欲を慎み，感情におぼれず，便を規則的に行い，洗浴で身を清潔に保ち，病にならないように注意し，病になったら良い医者を選び，養生につとめる」と述べている．

第11章

有害物質と人間の関わり

<学習のポイント>

●科学の進歩によりプラスチックや農薬など様々な物質が作られ，人間の生活に恩恵がもたらされ快適になった．一方，便利さの反面，地球環境に様々な負荷がかけられ，環境汚染が進み健康被害も広がっている．

●有害物質が体内に侵入したときに身体を守る免疫反応を捉える．

●身体の防御反応であるアレルギーは本来害のない物質を異物として記憶し，免疫反応が過剰に働いて起こる．気管支喘息など，子どものアレルギーが急増しており，アレルギー・マーチを引き起こしている．

●生物濃縮，食品の過剰摂取について理解する．

キーワード：免疫，有害物質，アレルゲン，アレルギー，花粉症，遺伝子組換え作物

1. 身体の防御反応

免疫反応 微生物などの異物が生体内に侵入すると，生体はそれを攻撃・排除し，さらに認識・記憶して再度の侵入を防ぐための一連の反応を起こす．これは免疫反応とよばれ，細菌やウイルスなどの外敵から生体を守るために必要不可欠のものである．微生物は目・鼻・口の粘膜，皮膚，消化管，気道から侵入してくることが多いため，これらの部位では異物を排除しようとする働きが特に強い．

アレルギー アレルギーとは，本来なら害のない物質を異物（アレルゲンとよばれる）と認識・記憶して免疫反応が過剰に働き，自分自身の器官や組織を壊すなどの症状を引き起こす反応である．たとえば花粉症は，スギなどの花粉が大気中の物質と結合して目・鼻の粘膜に侵入し，生体が結膜炎・鼻炎などの炎症反応を起こして攻撃しようとする反応である．ダニなどのアレルゲンが様々な空気汚染物質と結びついて，皮膚のバリアーを通過して侵入するとアトピー性皮膚炎を生じ，気管支で感作されると気管支喘息となる．アレルギー反応はアレルゲンが侵入した部位で起きるとは限らない．食物や薬剤など消化管から入ってきたアレルゲンに対して，急性蕁麻疹やショック症状（アナフィラキシーショックとよばれる）を生じることもある．

IgE抗体 多くのアレルギー性疾患ではIgE抗体（免疫グロブリンE）がアレルゲンを認識して記憶する．IgE抗体は1966年に日本の石坂公成・照子夫妻によって発見され，これを産生しやすい遺伝子を持った人は比較的アレルギーになりやすく，この素因は「アトピー性素因」とよばれる．しかしアトピー性素因が弱い人であっても，日常的に大量のアレルゲンに曝されることによってアレルギーを発症する例は多い．

アレルギーと自律神経・ホルモン アレルギーに対して自律神経系やホルモン系の関与は極めて大きい．たとえば気管支喘息の発作は深夜から明け方にかけて起きることが多いが，これは交感神経の活動が低下している時間帯である．ストレスが長引いた時などにはアレルギーの症状が悪化するが，これは抗炎症作用を持つ副腎皮質ホルモンの分泌が抑えられたことによる．副腎皮質ホルモンの作用を持つステロイド剤はアレルギーの治療によ

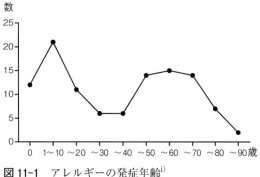

図 11-1　アレルギーの発症年齢[i]

く用いられるが，長期にわたって大量に使用すると，体内のホルモンバランスが崩れるなど様々な副作用を生じ，アレルギー症状を悪化させることもあるので，医師の管理下で慎重に使用する必要がある．体内のホルモンバランスが大きく変わる思春期や更年期は，アレルギーの寛解（症状がなくなること）や新たな発症をみることが多く，50歳を越えて初めてアレルギーを発症する人も増えている（図11-1）．

生活環境とアレルギー 大気汚染をはじめとする生活環境の変化に伴い，アレルギー性疾患は年々増加しており，現在，国民の半数が何らかのアレルギーに罹患していると推計される．気管支喘息は半世紀程前には1%前後の発生であったと考えられるが，2008年度の調査では幼稚園児で約20%の有症率とみられる．花粉を含むアレルギー性鼻炎の患者は47.2%に達すると推定されている．花粉症によって死に至ることはほとんどないが，睡眠障害など患者のQOLは著しく阻害され，花粉症による経済的損失は非常に大きい．患者はまだ年々増え続けており，発症予防のため大気汚染対策など様々な対策が取られている．

2. 子どものアレルギー

子どものアレルギー性疾患の急増は社会問題となっている．東京都の2014年度の調査では3歳迄に何らかのアレルギー性疾患に罹患している子は全体の4割に及ぶ．アレルゲンとなりうる化学物質の増加に加え，過剰に清潔な環境下で育ち，子自身の免疫力が昔よりも低下している可能性もその背景にあろう．

アレルギー・マーチ アレルゲンに対する感作は胎児の時から始まることもある．胎生3か月以降胎児は抗体を産生できるため，母体内に蓄積した有害物質などによって感作されうる．生後は食物やダニなどの吸入性抗原による感作も始まる．アトピー素因を持った子は，乳幼児期から学童期にかけて，様々なアレルギー性疾患を次々と姿を変えて発症することが多く，これは「アレルギー・マーチ」とよばれる（図11-2）．生後まもなくは下痢，嘔吐，腹痛などの消化器症状を示し，湿疹や蕁麻疹などの皮膚症状も多い．ついでヒューヒュー，ゼーゼーという喘鳴が出現し，夜間や早朝の咳こみが季節の変わり目などにみられるようになり，呼吸困難が加わると気管支喘息と診断される．さらに一部の症例は滲出性中耳炎，アレルギー性鼻炎やアレルギー性結膜炎などに移

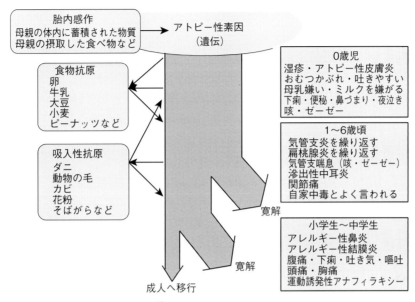

図 11-2 アレルギー・マーチ[ii]

行する．このような複数のアレルギー性疾患の流れは常に一方向に進むのでなく，複数の疾患を交代で発症することもある．そして，適切な治療や生活環境のコントロールによって多くの子は学童期から思春期にかけて寛解に向かうが，成人になっても寛解しない場合は難治化，重症化することが多い．

アレルギー性疾患の子どもが増えている現状では，家庭や学校などにおいて，周囲の人々の正しい理解と対応が必要と

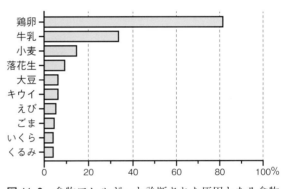

図 11-3 食物アレルギーと診断された原因となる食物（複数回答，3 歳児）[iii]

なる．疾患が治療によってコントロールされている場合は，可能な限り普通の生活を送ることが望ましい．しかし喘息発作による遅刻の受け入れなど周囲の配慮が得られないと，不登校などに繋がる恐れもある．

食物アレルギー｜ 乳幼児に最も多いアレルギーが食物アレルギーである．皮膚の症状が極めて多く，原因となる食物を摂取後 2 時間以内（特に 15 分以内）で現れる即時型が多い．アレルギーの原因となる食物は 9 割前後が動物性タンパク質である．3 歳児の調査では，鶏卵がその中でも最も高い（**図 11-3**）．昔に比べると離乳食を始める時期が早まり，生後 4 か月で半数前後の乳児が卵を含む食品を与えられているが，乳児は消化力が弱く腸管の免疫機能も未発達なため，タンパク抗原が血中にまで吸収される割合が高く，アレルギーを発症させる原因になりやすい．実際，母親は妊娠 8 か月以降，子は生後 8 か月になるまで卵を含む食品の摂取を禁止すると，アトピー性皮膚炎と気管支喘息の発症は半減するという調査結果がある．言葉をうまく話せない乳児であれば，アト

ピー性素因が強く卵や牛乳を嫌う場合は無理して食べさせない方が良い.

　食物アレルギーと診断された子のうち, 25%は誤食を経験している. アナフィラキシーショックは 1 割が経験している. 2012 年に食物アレルギーの児童が学校給食の後にアナフィラキシーショックの疑いで亡くなった. 教職員の研修, 緊急時におけるエピペン（アドレナリン自己注射薬）の利用, 関連機関との連携構築など再発防止のための取り組みが進められている.

　食物アレルギーの治療としては, アレルギー源を必要最小限に除去する食事療法が基本である. 食物の除去を行う際には, 医師や栄養士等に相談し, 代わりになる食物を取れ入れて栄養のバランスを図ることが重要である. 厚生労働省は食物アレルギーの増加に対応して, アレルギーを起こす可能性の高い 27 品目を特定し, これらの食材が含まれている加工食品は, 原材料が分かるように含有量にかかわらず表示する方針を打ち出している. 離乳食を遅らせることが推奨される一方で, 近年では離乳食を遅らせない, いろいろなものを早くから食べさせるなど新たな対策も進んでいる. 食物アレルギーの子どもは成長するに従っていつしか問題なく食べられるようになること（自然寛解という）が多く, 3 歳迄に約半分, 6 歳迄には 8〜9 割が自然寛解している.

　近年ではキウイやリンゴ等, 果物による口腔アレルギー症候群が増えている. 飲食すると 5 分以内に口の中やのどの奥にかゆみを感じる. 子どもに限らず大人でもみられ, 花粉症の人が発症しやすいことから関連性があると考えられている. 食物依存性運動誘発アナフィラキシーは, 食後 4 時間以内に激しい運動をした際に稀におこる. このタイプは小学校高学年から成人男性に多い. 成人に多い食物アレルゲンとしては, エビやカニ等の甲殻類, 魚介類, 小麦, 果物類, 日本ソバが知られている.

3.　花粉症とスギ林

　花粉症とは主にスギ, ヒノキなどの特定の花粉によっておこるアレルギーで, くしゃみ・鼻みず・鼻づまり・目のかゆみ・涙などを主な症状とする. その花粉の飛ぶ季節に症状が出現し, 肉体的な苦痛だけでなく, イライラしたり憂鬱になるなど精神的にも変調をきたし, 日常生活に大きな影響を与える.

　スギ花粉症は, 日本では 1963 年に栃木県日光地方で認められ, その後, 各地で多くみられるようになった. スギ花粉が多く飛ぶ 2〜4 月頃に症状が強い. 東京都では 1980 年頃には 10%の人がスギ花粉症患者だったが, 現在では半数近くが患者となっている（**図 11-4**）. 発症は年々低年齢化している.

　有病率の増加の原因として, 戦後, 植林したスギ林が花粉を大量に生産していることがあげられる. スギの木は樹齢が 30 年を越えると花の量が多くなるが, 現在樹齢 30 年を越える木が多い. 1960 年代前半迄は国産のスギは有効に利用されていたが, 輸入木材の関税が廃止され, 安い木材を海外から大量に輸入するようになったため, 伐採される国産スギの木は減って, 花粉の量は増えている（**図 11-5**）. 大気汚染などの影響や, 食生活や住環境の変化によってアレルギー体質の人が増加していることも, 花粉症患者の増加の重要な原因である. 特にディーゼル車から排出される物質が, 空気中を漂っている花粉と結合し, 鼻腔や咽頭部の粘膜に付着し, 花粉症の発生率を高めている.

　花粉症は一度, ある程度の量の花粉を浴びて発症してしまうと, その後は少しの花粉や, 気温の

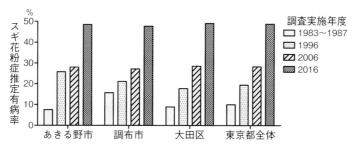

図 11-4　都内のスギ花粉症推定有病率[iv)]
　　　　　各回の調査では有病判定の基準や推計方法に一部変更点が
　　　　　あるため，推定有病率の変化を単純に比較することはでき
　　　　　ない.

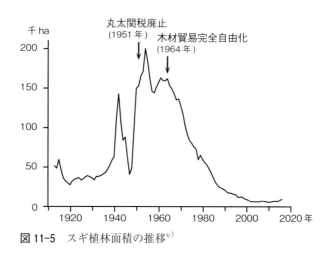

図 11-5　スギ植林面積の推移[v)]

変化やほこりなど花粉以外の刺激に対しても過敏に反応して，症状がひどくなる性質がある．近年はテレビで花粉情報を流すなどして，早めの予防・治療・対策を積極的に勧めている.

4.　生活環境中に含まれる有害物質

20 世紀に入ってプラスチックや農薬など様々な合成化学物質が大量に作られるようになり，近代生活の便利さと豊かさに大きく貢献してきた．現在は 5 万〜10 万種の化学物質が商業用に使われ，人体には約 500 種類の化学物質が蓄積していると推定される．その大部分は炭素を含む有機物質である.

生物濃縮｜　合成された化学物質は使用後，大気圏，水圏または土壌圏に排出され，大部分は微生物などによって分解される．しかし農薬や建築材料の場合は難分解性である方が目的にとって都合がよい．これら難分解性の有機物質は食物連鎖を通して生物に濃縮される（生物濃縮という）．たとえば DDT（塩化ジフェニルエタン系化合物）は 1942 年から殺虫剤として世界中で生産・使用された後，発がん性が指摘されて世界各国で使用禁止となった（世界の一部の地域ではマラリア対策として使用が続けられている）．日本でも 1971 年に使用禁止となったが，使用されなくなった後

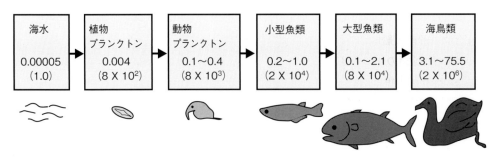

図 11-6 海洋における食物連鎖による DDT の生物濃縮
数字は濃度（ppm）を，（ ）内の数字は海水の濃度に対する倍率を示す.

も DDT は土壌中に残存し，地下水を経て，あるいは食物を経て海洋中に排出されていった.
DDT は生物の脂肪組織に親和性を持つために，生涯を通して蓄積されていく．食物連鎖の栄養段
階が一段上がるごとに約 10 倍濃縮され，魚では海水の 1 万倍以上に濃縮される（**図 11-6**）.

　PCB（ポリ塩化ビフェニール）やダイオキシンも DDT と同様に，生物濃縮され，毒性があり，
環境中で分解されにくい．このような有機物質は POPs（残留性有機汚染物質）と総称されてい
る．POPs の多くは環境ホルモンとして世代を越えて生体に悪影響を及ぼすことが指摘され，使用
量を減少させ，最終的には全廃することを目的として，国際的に様々な取り組みがされている.

環境汚染物質排出｜　日本では 1999 年に環境汚染物質排出移動登録法が制定され，有害性のある化
学物質の環境への排出量の集計と公表を，企業などの事業者に義務づけることになった．現在排出
量の多い化学物質として化学工業や自動車製造業などに関与するトルエン，キシレン，エチルベン
ゼンなどが報告されている．これらはいずれもアルコールや油類を溶かしやすく，各種塗料用希釈
溶剤，洗浄用材，ガソリンの添加剤として使われる．揮発性の無色透明な液体で毒性が強い．トル
エンは工場などでの吸引により，頭痛，めまい，中枢神経系の麻痺症状，腎障害などを起こす．薄
めた液はシンナーと呼ばれる．キシレンも高濃度暴露により，頭痛，疲労，錯乱，一時的高揚など
様々な神経症状が起こる．エチルベンゼンなどを扱う塗装業務などの職業従事者には，呼吸用保護
具の着用が義務付けられている．また作業条件の調査や貧血，肝機能調査，腎機能調査，神経内科
的検査が義務化されている．国民が化学物質の排出・管理状況を把握することによって，POPs の
使用を減らす努力が進むと期待されている.

5. 内分泌機能と化学物質

内分泌撹乱物質｜　アメリカのシーア・コルボーン（T. Colborn）は環境の中にある化学物質の作用
を調べ，「奪われし未来」（Our Stolen Future）を 1996 年に出版した．彼女はこの本の中で，内分
泌を撹乱させる作用を持つ化学物質が，人の健康や野生生物へ影響等を与える可能性を指摘し，「内
分泌撹乱物質」あるいは「環境ホルモン」という新しいパラダイムを提唱した．この本は世界中でベ
ストセラーとなって大きな反響を呼び起こし，環境ホルモンの研究や調査が行われるようになった.

　内分泌撹乱物質とは，生物の内分泌機能に影響を与える化学物質をいう．性ホルモンや甲状腺ホ
ルモン，副腎皮質ホルモンなどと同じような作用を及ぼしたり，あるいはそれらのホルモンの作用

を阻害したりすると考えられている．日本では沿岸域において巻き貝の雄性化などが報告され，有機スズ化合物（船舶の船底に貝の付着を防ぐための塗料として使用される）が原因と断定された．

　日本では約70種類の化学物質が環境ホルモンとして指定されている．その中にはダイオキシン類，DDTなどの農薬類，PCB，有機スズ化合物，合成洗剤やプラスチック可塑剤などが含まれる．生活に関連の深いものも多く，例えばビスフェノールAはポリカーボネイト樹脂の食器に熱湯を注ぐと微量であるが溶出するため，給食の容器としての使用が中止され，熱可塑性タイプが使われるようになった．環境ホルモンと指定された物質の多くは科学的に解明されていない点も多く，現在も調査研究が進められている．

ダイオキシン｜　一般にダイオキシンとよばれる化学物質は75種類の有機塩素系化学物質の総称であり，その中で2, 3, 7, 8-TeCDDの毒性が最も高いため，通常ダイオキシンという場合にはこれを指すことが多い（図11-7）．

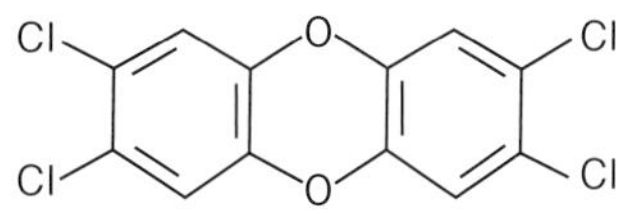

図11-7　ダイオキシン（2, 3, 7, 8-TeCDD）の構造

　ダイオキシンは体内の脂肪に親和性が強く，半量が排出されるのに5〜10年かかるため，年々体内に蓄積される．このためダイオキシンは世代を超えて，発がん性，催奇形性，内分泌撹乱作用などの健康被害を及ぼす．日本では廃棄物の焼却施設からダイオキシンが大気中に排出されていることが報道され話題になった．これを受けて2000年には「ダイオキシン類対策特別措置法」が施行され，廃棄物焼却所の排出規制によって，ダイオキシン類の排出総量は，1998年から2008年までの10年間で1/20以下に迄減少した．

6. 多彩な症状を起こす化学物質

化学物質過敏症｜　化学物質過敏症とは「かなり大量の化学物質に接触した後，または微量な化学物質に長期に接触した後で，非常に微量な化学物質に再接触した場合に出てくる不愉快な症状」とされ，アレルギー様症状と自律神経系の症状を主体としている．症状は非常に多彩なため患者は往々にして神経症や更年期障害の診断を受けるが，化学物質過敏症に対する理解も徐々に拡がってきている．

　地域的に発生した化学物質過敏症としては「杉並病」がある．これは1996年頃から東京都杉並区の不燃ごみ中継所周辺で化学物質過敏症と思われる健康被害が続出したもので，周辺の空気中からはダイオキシンや水銀蒸気など，微量ながら多数の有害物質が検出された．

シックハウス症候群｜　1980年代の初め頃から，欧米各地のビルにおいて，めまい，吐き気，頭痛，皮膚の乾燥感，喘鳴など，体の不調を訴える居住者が多発し，シックビル症候群（Sick Building Syndrome）とよばれている．日本ではシックハウス症候群という用語が一般的であり，化学物質を含む新建材が多用される新築の建物等で問題になっている．ホルムアルデヒド，トルエン，キシレン等の物質は，木材保存剤，可塑剤として用いられ，合板，壁紙などの建材や施工時の接着剤等から発生し，室内を汚染する．また，防蟻剤，殺虫剤，防ダニ剤は，床下や土壌，畳やカーペット等から微量ずつ空気中に放散する．スプレー式や加熱式の殺虫剤を使用すると室内空気中濃度が急

増するが，これらの薬剤には急性毒性，神経毒性，免疫毒性，発がん性なども指摘されている．

7. 食品の新たな問題

過剰摂取による健康被害 世界では飢餓に苦しみ栄養不足で命を落とす人々がいる一方で，栄養過多あるいは一つの成分の過剰摂取で健康を害する人々もいる．

① **糖質の過剰摂取**：疲れた時に口にするケーキの味は特別である．糖質にはケーキのように甘いものだけでなく，米や麦のように甘くないものもある．生きるためのエネルギー源として欠かすことが出来ない糖質であるが，体内に蓄える量は限られており，過剰摂取した糖質が血中に増えすぎると糖尿病，中性脂肪に変化して脂肪細胞に貯まりすぎると肥満，肝臓に増えすぎると脂肪肝になるなどの危険を伴う．

② **脂質の過剰摂取**：脂質はエネルギー源，細胞膜の構成成分などとして欠かせない栄養素である．過剰摂取により，皮下や内臓に貯まり肥満の原因となる．また中性脂肪や悪玉（低密度 LDL）コレステロールが血管壁にたまると動脈硬化の原因となり，血栓や脳梗塞を引き起こす危険がある．

③ **タンパク質の過剰摂取**：細胞の主成分であるタンパク質は必要不可欠な栄養素である．体内に吸収されて分解され，毛髪の細胞，筋肉細胞など各細胞の構成成分に再合成される．余分なタンパクは肝臓や腎臓の働きで尿素に分解され尿中に排泄される．過剰摂取は代謝にかかわる消化・代謝系や泌尿器系などを含む内臓器官に負担をかける危険がある．

④ **ビタミンの過剰摂取**：ビタミンの過剰摂取による健康被害は脂溶性ビタミン（ビタミン A，D，E など）ではよく知られているが（p.42 参照），最近では水溶性ビタミンでも報告されている．

⑤ **ミネラルの過剰摂取**：リン酸ナトリウムは食品添加物として様々な食品に含まれるが，リン酸はカルシウム（骨の発達に必要）や亜鉛（欠乏症によって味覚障害や皮膚障害を生じる）の吸収を阻害することが報告されている．

多くの人は塩分の過剰摂取状態にあり，摂取量は WHO の目標値の約 2 倍に達する場合もある．塩分の過剰摂取は高血圧の原因となり心疾患や脳卒中のリスクを高めることから，WHO は 2025 年まで塩分摂取量の 30% 低減を求めている．日本人は醤油や味噌を用いる文化があり，他国と比べて塩分の摂取量が多いので注意が必要である．

サプリメント 日本では世界中から様々な食品が食文化と共に輸入され，氾濫する清涼飲料水やジャンクフード，スナック菓子，栄養補助食品などの宣伝は，大人だけでなく子どもの購買欲も煽っている．政府のアンケート調査によれば，約 6 割の人が健康食品を利用し，このうちの半数近くがほぼ毎日利用すると回答している．食品の形状をしていないサプリメントは約 8 割の人が利用し，このうちの約 6 割が複数種類のサプリメントを利用している実態がある．

遺伝子組換え作物 遺伝子組換え技術が確立され，有用な特性を持つ遺伝子を宿主に付与し，農作物などを短期間で品種改良することが可能となった．遺伝子組換え作物（GM 作物：genetically modified 作物）の実用化は急速に進んでおり，害虫に抵抗性を持つトウモロコシやジャガイモ，また特定の除草剤の影響を受けずに生育する大豆やナタネ，日持ちの良いトマトなどが，次々に商品化されている．

害虫（ガやコガネムシ）の天敵微生物（バチルス菌）から殺虫力のある蛋白（Bt蛋白）の遺伝子を取り出してトウモロコシに導入すると，害虫に強いトウモロコシができる（**図11-8**）．Bt蛋白は環境に優しい生物由来の農薬として使用され，遺伝子組換えトウモロコシを栽培することによって殺虫剤の使用を減らすことができる．しかし，Bt蛋白を殺虫剤として使用した際はトウモロコシの皮をむいて良く洗うことによってBt蛋白は体内に取り込まれないが，遺伝子組換えトウモロコシではBt蛋白を取り除くことは不可能である．

　GM作物は安全性が確認されているとされているが，日本のように大豆製品を毎日大量に食べた場合，健康に被害がでないという確証はないと考える人が増え，農水省は多くの食べ物にGM食品の表示を2001年から義務づけている．

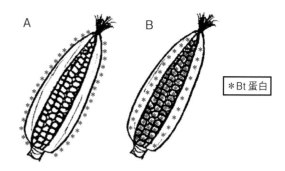

図11-8　農薬と遺伝子組換え作物の違い
A：とうもろこしにBt蛋白を農薬として用いた場合.
B：とうもろこしにBt蛋白の遺伝子を組み込んだ場合.

不耐症の例	症状
乳糖不耐症	乳糖分解酵素が先天的に欠損しているため，牛乳などを飲むと下痢や腹痛をきたす．また乳幼児などが腸管感染の後に二次性の乳糖不耐症になることもある．
Chinese restaurant syndrome・hotdog headacheなど	化学調味料に含まれるグルタミン酸ナトリウムや，ハムやソーセージなどに含まれる亜硝酸ナトリウムによって頭痛が生じる人がいる．
食品添加物による反応	アスピリン喘息ではアスピリンの他に，パラベンや安息香酸ナトリウム（両者とも醤油，清涼飲料水などに含まれる），タートラジン（食用黄色4号，お菓子，清涼飲料水，医薬品などに含まれる）などが問題となる．
食物に本来入っている物質に過敏な場合	バナナやキウイ，パイナップルはセロトニンを，ほうれんそう，なす，トマトはヒスタミンを多く含み，喘息様症状や皮膚症状が出現することがある．

図11-9　食物不耐症の例（食物アレルギーを除く）

食物不耐症　特定の食物を摂取することにより，下痢や頭痛，呼吸困難などの反応を引き起こす人が急増している．これら食物による生体に不利な反応は食物不耐症と呼ばれ，患者数の増加，原因の診断の困難さ，治療に伴う栄養学的問題などのため，医学的にも社会的にも大きな問題となっている（**図11-9**）．

　食物不耐症の中でアレルギー反応が関与しているものは食物アレルギーと呼ばれるが，食物に含まれる成分が免疫系を介さず，直接に作用して症状が出現することがある．食品添加物に対する食物不耐症のあるアメリカ人を寿司屋に接待したところ，醤油に含まれるわずかな添加物に反応して症状を引き起こしたという話もあり，日常生活の中で食物不耐症に対する理解を必要とする機会が増えている．

東洋科学の視点から　東洋医学では環境要因を外因という概念を用いて表現する．外因には風邪，寒邪，暑邪，湿邪，燥邪，火邪があり，臨床症状から病因（病の原因）や病証（診断名）を類推し，治療を行う．

　近代化とともに鉱山，工場から流れ出た有毒物質，空気中の汚染物質，薬害等が全国に多発した

（12 章参照）．例えば 1960〜70 年代日本各地に流行したスモン病患者は約 1 万名にのぼる．激しい腹痛，下痢，下肢のしびれ，歩行障害，視覚障害，振戦など全身に様々な慢性の症状が認められた．原因が整腸剤キノホルムによると分かるまで，ウイルス説や奇病と疑われ，患者は心身の苦痛に悩まされた．これらの症状には鍼灸，マッサージ，などが適用され，痛みの緩和や不定愁訴を訴える多くの患者の心身の苦しみを和らげている[13]．

　1953 年頃に水俣湾からとれた魚介類を食べた人々の間に起きた，全身の感覚障害，しびれや震え，手足の脱力感，めまい等の症状は水俣病とよばれ，工場から排出されるメチル水銀が原因と認定された．現在も鍼灸，マッサージによる施術費用が補助されている[12]．

第 12 章

持続可能な未来に向けて

<学習のポイント>

●日本だけでなく世界中で観測史上最大の気象災害が頻発している．世界で起きている異常気象災害には，
　人間が関わっている．
●環境悪化の現状を踏まえて，人々が原因を探り，環境保全対策が動き出した．
●大量生産，大量消費，大量廃棄の考えが有限の地球を蝕んでいることから，循環型社会へ移行する動き
　が進んでいる．

> キーワード：持続可能な開発，新しいライフスタイル，森の再生，食品ロス，食生活の改善

1. 地球環境問題とは

　2011年3月11日に起きた東日本大震災は日本の観測史上最大規模といわれ，それに伴う被害の
惨状は今も人々の記憶に新しい．東日本大震災の余波は長野県，茨城県，静岡県，宮城県，山形県
にも及び，日本中に甚大な被害をもたらした．近年，日本を襲う豪雨や台風は誰しもの予想を上回
る規模である．「観測史上稀にみる」「数十年に一度の」「命に係わる危険」といったことばをよく
耳にする．異常気象は世界の多くの地域でも発生している．広範囲で山火事が続出し，沿岸部では
洪水による被害が著しい．深刻な干ばつや水害で家を失う人々が増加している．北極圏では決して
溶けないとされてきた厚い氷が溶け始める事態となっている．これら異常気象が意味するところは
何なのだろうか．

　地球環境問題は規模が広範で，加害者と被害者との相関が見えず，長期的な被害を予測するため
理解が難しい．また地球温暖化，森林破壊，酸性雨など多くの分野が互いに相乗効果を及ぼしあっ
て問題を複雑にしている（図 12-1）．インターネットで情報が積極的に提供され，優れたテレビ番
組も作られるようになり，地球環境問題に対する理解と関心は広がっている．至る所で「地球に優
しい」とか「エコ」という言葉がきかれ，環境を扱った書物や雑誌が次々と発刊されている．

　人類を発展させてきた農業は，今日種を蒔けば来年にはより大きな収穫が得られるという知識を
持っているから可能であった．環境保全対策も，今日の投資が私たちに大きな利益をもたらすこと
を，すべての人が十分に理解してはじめて可能になる．

2. 循環型社会への変換

　20世紀の経済システムは，大量生産，大量消費，大量廃棄の一方通行型が合理的と考えられて
いた．地球の資源は無尽蔵で，有害廃棄物を排出しても地球の復元力で元に戻ると思われた時代も
あった．しかし人口が増え，経済活動が地球規模の広がりをみせるにつれ，地球規模での環境破壊
が深刻になり，人は地球が有限であることを痛感させられるようになった．

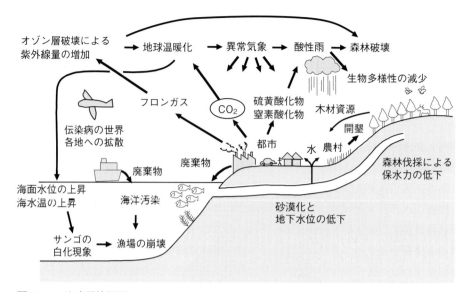

図 12-1　地球環境問題

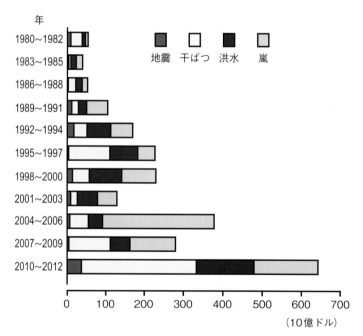

図 12-2　世界の自然災害の被害総額
（「環境白書など」[i] をもとに作成）

環境悪化の原因｜ 地球環境悪化の原因は，有害物質の排出と資源の消費の2つの面からとらえることができる．1960～1970 年代，窒素酸化物・硫黄酸化物の排出による酸性雨問題，フロンガスによるオゾン層破壊，海洋汚染というように，様々な問題が拡がり始めた．1990 年代に入ると，二酸化炭素排出による地球温暖化に伴って世界各地で異常気象が発生し，干ばつ，洪水，ハリケーンや台風などの自然災害による被害額が増え出し，世界経済に大きな影響を与えるようになった（**図 12-2**）．資源の消費増大も進みつつある．石油や天然ガスは近い将来枯渇すると考えてお

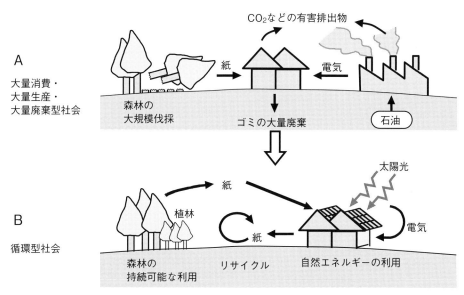

図 12-3　大量消費・大量生産・大量廃棄型社会（A）から循環型社会（B）への移行

り，金属資源も金，銀，水銀，鉛などは予想される埋蔵量のうち 7 割以上が採掘されたとされる．森林破壊や地下水の過剰な汲み上げ，漁場の乱獲により，これらの有用な資源も枯渇する恐れがでてきている．

循環型社会｜　環境悪化を受けて，世界中で循環型社会へ移行する動きが進められている（**図12-3**）．環境を犠牲にして経済発展を進めるのではなく，環境と経済発展は互いに依存するものとして捉え，将来に渡っての発展には地球環境の保全が不可欠という考え方が広く受け入れられ始めた．国際石油資本は競って風力と太陽エネルギーに投資を始め，自動車産業は電気自動車などエコカーの開発にしのぎを削っている．

　日本でも「資源がもっと生きる未来へ」との取り組みが始まっている．被災地では災害廃棄物の処理をはじめとして環境回復に向けた取り組みがなされている．各地でゴミの減量化・有料化に取り組む市民や，森の修復に取り組むボランティア，環境負荷の少ない商品の開発を企業に委託して共同購入に取り組む市民グループなどが増えている．2020 年 7 月にはレジ袋の有料化が開始した．

3.　新しいライフスタイル

公害｜　化石燃料を用いて大きな動力を発生させる技術が開発され，工場で大量生産が行われるようになると，世界各地で公害が発生し始めた．20 世紀半ばにはロンドンで石炭の燃焼による亜硫酸ガスや微粒エアロゾルを含んだ煙が朝夕地表付近にたちこめ，スモッグが発生するようになった．1952 年の冬に発生したスモッグでは，2 か月で約 8,000 もの人々が呼吸器疾患などで死亡した．1955 年の夏にはロサンゼルスで光化学スモッグが発生し，死者約 400 人をだした．

日本の公害問題｜　日本の公害問題は明治時代に起きた足尾鉱毒事件などが知られている．日光市

にある足尾鉱山で銅を採掘して精錬する際の有害物質で魚が死に，稲が枯れた．田中正三は「真の文明は，山を荒らさず，川を荒らさず，村を破らず，人を殺さざるべし」と訴えた．

　1960 年代の高度経済成長期には全国に公害による被害が多発するようになった．中でも四日市喘息（三重県），イタイイタイ病（富山県），水俣病（熊本県），新潟水俣病は四大公害病といわれ，莫大な被害を生んだ．水俣病の場合，化学メーカーの工場から水俣湾へ排出され続けた有機水銀が魚介類に蓄積し，知らずに食べた住民が中毒症状を発症し，多くの犠牲者が出た．住民運動や世論が高まり，1967 年に公害対策基本法が制定されると，企業も公害対策に力を注ぐようになった．

欧州の公害問題 欧州では 1970 年代に入って環境問題は新たな局面を迎えた．高煙突化が進んで大気上層まで届くようになった汚染物質は国境を越え，北欧の人里離れた森林地帯を含め，欧州全土に酸性雨を降らせて森林を枯死させ始めた．急速に広がる森林被害を目の当たりにして人々の環境に対する意識は一気に高まった．それまでの環境問題は一部の市民が大企業や政府と闘って解決するイメージが強かったが，1970 年代からは市民，企業，政府の三者が，国境を越えて協力しあって環境保全に取り組み始めた．

持続可能な開発 1987 年に「環境と開発に関する世界委員会」でノルウェーのブルントラント氏（GH Brundtland）が提唱した「持続可能な開発」という概念は，今日の環境問題のキーワードとなっている．これは将来の世代のニーズを満たす能力を損なうことがないような形で，現在の世界のニーズも満足させること，と説明されている．

　1992 年にブラジルのリオデジャネイロで開かれた「地球サミット（国連環境開発会議）」では 170 を越える国々の首脳や，約 24,000 名の NGO（非政府組織）の代表が参加し，持続可能な開発を実現するための具体的な行動計画が宣言された．この会議を引き継ぎ，10 年後の 2002 年に「地球サミット 2002（ヨハネスブルグ・サミット）」，20 年後の 2012 年に再びリオデジャネイロで「地球サミット 2012（国連持続可能な開発会議）」が催された（**表 12-1**）．

ムヒカ大統領の言葉 「地球サミット 2012」では持続可能な発展と世界の貧困をなくすことについて話し合われた．この会議に出席したウルグアイのムヒカ大統領（J. Mujica）のスピーチを抜粋編集して紹介する．

　「質問をさせてください．ドイツ人が一世帯で持つ車と同じ台数の車をインド人が持てば，この地球はどうなりますか．息をするための酸素はどのくらい残りますか．

　人類はグローバリゼーションという名のもと，消費社会に踊らされています．ハイパー消費が世界を壊しているにもかかわらず，不況に陥らないように消費を続けなければならないのです．ハイパー消費を続けるためには，商品の寿命を縮め，できるだけ多く商品を売らなければなりません．長持ちする電球を作れるのに，長持ちしない電球しか売ってはいけない社会に私たちはいるのです．根本的な問題は水源危機とか環境危機というよりも，私たちが実行してきた社会モデルです．見直さなければならないのは私たちのライフスタイルです．

　昔の賢明な人は言っています．貧乏な人とは，少ししか持っていない人のことではなく，無限の欲があり，いくらあっても満足することを知らない人のことだと」（ムヒカ大統領のスピーチ，打村明・訳[1,20]を参照）

表 12-1　環境問題のあゆみ

年代	環境問題		環境問題に関する政策
1950	ロンドン・スモッグ事件 ロサンゼルス・光化学スモッグ	世界各地で公害問題が多発 主として先進国の都市部	
1960	日本で四大公害病		
1970	欧州・北米で酸性雨による広範な森林破壊が拡大	環境問題が国境を超えて拡大 特に欧州・北米で問題となる. 日本ではあまり大きな問題にならなかった.	先進国各国で環境庁設置 公害問題に取り組み始める 国連人間環境会議(1972) (ストックホルム会議)
1980	オゾン層破壊・地球温暖化などが表面化	地球規模の環境破壊顕在化 主として先進国の責任	
1990	異常気象による被害が急増	発展途上国による地球環境破壊の関与も徐々に大きくなる.	「持続可能な開発」という概念を提唱(1987) 地球サミット(リオ会議)(1992)
2000	プラスチックによる海洋汚染被害が急増・深刻化		「京都議定書」採択(1997) 「循環型社会基本法」施行 　　　　　　(日本,2000) ヨハネスブルグサミット(2002) 国連持続可能な開発会議 (リオ+20)(2012)
2015			「パリ協定」採択(2015)

SDGs　2015 年ニューヨークで開催された「国連持続可能な開発サミット」では,2030 年までに先進国と途上国すべての国で「だれ一人取り残さない」ことを目標に,持続可能な開発目標（SDGs：Sustainable Development Goals）が掲げられた.SDGs は貧困・飢餓をなくす,教育を普及させる,エネルギーをクリーンにするなど 17 の項目からなり,目標達成のための行動計画が 2020 年に始まっている.

4. 国際間の環境問題

先進国の責任　現在の地球環境悪化の原因の大部分は,大量の使い捨てや過度のエネルギーを使用している先進国にある.その反省から欧州ではいち早く循環型社会への転換を図り,炭素税の導入などの積極的な政策も手伝って二酸化炭素排出量が減少するなど具体的な成果をあげつつある（p.166 参照）.しかしながら一人当たりの二酸化炭素排出量は,新興国に比べていまだ高い状態である.

新興国の問題　一方,新興国では人口増加に生活水準の向上が加わって,環境に対する負荷は急激に上昇している.一部の貧しい国々では,人口増加,貧困,環境破壊の悪循環に陥っている.多くの新興国では急速に経済発展が進んだ半面,都市における公害や農村における砂漠化が顕在化し

始め，環境保全と開発を調和させた「持続可能な開発」こそが最大の利益をもたらすとの認識から，環境保全対策の整備が進められ始めた．たとえば森林が失われると洪水が発生して大きな被害をもたらすため，森を伐採して得られる利益よりも森のまま残しておく方が経済価値があるとして，森林伐採を禁止し植林を始めている地域が増えている．

5. 森を創る人々

地球上の生物の約 90% は緑色植物で占められ，陸上の植物の 90% が森林に存在する．森林は光合成によって二酸化炭素を吸収して酸素を発生させ，地球温暖化を抑制する．また森林の土壌は水を貯え，その水は蒸発して雨を降らせ，水が循環する．さらに動植物の死骸や排泄物は森に棲む微生物によって分解され，栄養分として土壌に貯えられる．森林はまた，様々な大気汚染物質を吸収し，大気を浄化する作用もある．子どもを森林で遊ば

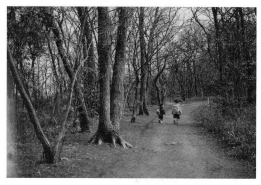

図 12-4 森の遠足

せる「森の幼稚園」は，西欧で始まり，1980 年代以降日本にも拡がっている．子どもたちは森林で体を自由に動かし，免疫力が高まって健康な身体となる．様々な生き物に触れることで共感や思いやりの心も育つといわれる（**図 12-4**）．

森林破壊　約 1 万年前に人間が開墾を始めた頃，地球の陸地面積の約 40% にあたる 60 億 ha 以上が森林で覆われていたとされる．2015 年の時点で，地球に残存する森林は約 40 億 ha で，さらに 1990～2015 年の 25 年間で森林面積は約 1.3 億 ha 減少した．森林消失の大部分が熱帯林で起きている．

森林減少の原因としては，森林火災，プランテーションや農地，放牧のための開墾，輸出用木材の乱伐，鉱物資源の採掘，薪炭材の採取などがあげられる．また地球温暖化による異常気象や酸性雨の影響も大きい．森林が劣化すると水の循環がうまくいかなくなって土地が乾燥し，大規模な火災が発生して森林が一気に失われるケースが増えている．

森林は光合成によって大量の二酸化炭素を消費するため，森林消失によって大気中の二酸化炭素濃度が上昇し，地球温暖化に拍車をかける．また森林が失われることによって多数の野生生物が絶滅し，生物の多様性が減少する．一度破壊された森林を再生するには，温帯林で 200 年以上，熱帯林では 400 年以上の歳月を要するといわれる．

日本人の生活と木材の問題　日本は明治維新以降に西洋文明を学んで産業と経済を発展させ，人口も増え，現在は飢えもなく物に溢れた豊かな生活を送っている．しかし日本は食料，エネルギーなどの大部分を輸入に頼っており，これらを生産するために地球にどれだけの圧迫を与えているかを目にする機会は少ない．

日本による地球環境破壊で話題とされるのが木材の問題である．かつて日本は世界一の木材輸入

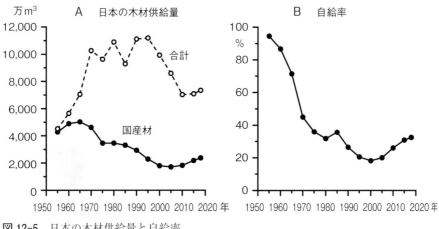

図 12-5　日本の木材供給量と自給率
（林野庁データ[ii]）をもとに作成）

国で，1997 年には世界の木材輸入貿易の約 2 割を占めていた．国土の 2/3 が森林で覆われている
にもかかわらず，日本は安価な輸入木材に頼り，国産木材は有効活用されていなかった（**図
12-5**）．人の手が入らない日本の森林は，木々が密集するあまり日光が十分に差し込まなくなり，
下草が育ちにくく，雨で土砂崩れが起こりやすくなる．こうした状況を受け，今世紀初め頃より
間伐を定期的に行い，資源として有効に使おうという試みが日本各地で広がり，2016 年には木材
自給率は約 35％に達した．さらに建築廃材のリサイクルや事務書類のペーパーレス化もあり，木
材輸入量は少しずつ減少している．近年は IT 化で紙の消費量が以前に比べ減っているものの，日
本人一人当たりの紙の使用量は世界の中でも極めて多い．

森の再生｜　イギリス出身の環境保護活動家 CW ニコル（1940-2020）は，1986 年より長野県に移
り住み，荒れ果てた森の再生に生涯取り組んだ．100 年先の未来のために，豊かな生物多様性の森
を創ることであり，森づくりは未来を信じることだという．

6. 食生活の改善

　人類はその長い歴史の中で，安全な食物や健康に良い食物に関する知識を身につけ，それぞれの
土地に合った豊かな食文化を築き上げてきた．しかし近年，私たちの食生活は大きく変化してい
る．「五つ星レストラン」など食文化の最高峰を象徴するような言葉がある一方で「食の崩壊」と
いう言葉も耳にする．「食の崩壊」とされる背景には，人々の生活があまりにも豊かで便利なもの
となり，素材より味覚を尊重し，食材を目にする機会が減り，多くの素材から料理をする必要性が
なくなったことなどがあげられよう．

食生活の歴史｜　日本は歴史的には大和時代から米が最も重視され，さらに魚を除く動物の肉を食
べないとする思想があり，675 年には天武天皇によって「肉食禁止令」が出されていた．平安時代
には中国の仏教界で主流であった肉を用いない精進料理が僧侶によってもたらされた．精進料理は
穀物，野菜，キノコ類，果物を主体とする．一汁三菜，一汁一菜の食習慣は武家時代を通して日本

の食文化として受け継がれてきた．当時としては 75 歳の長寿を全うした徳川家康は麦飯と豆味噌の一汁一菜であったと伝えられる．

　第二次大戦後，食習慣の洋食化は急速に進んだ．現在の日本は懐石料理一つとってもあらゆる食材を用いた料理がテーブルに並ぶ．100％を国内で賄っていた食材は世界の様々な国から輸入されるようになり，食の自給率は米以外，例えば大豆 7％，小麦 14％，全食品で 38％になった．

　農地放棄が進み，農耕地は 50 年前に比べ 25％減少し，農業従事者は 81％減少して 700 万人となり，農業従事者の平均年齢は 67 歳と高齢化が進んだ．このような状況を踏まえて農業の様々な改革がなされている．国はこれまで 1 次産業とされてきた農業を 6 次産業化して，新たな農業従事者の参画による多角経営の推進を推奨している．6 次産業とは，農業従事者が農業産物の加工，販売，レストラン経営，観光を行う多角経営を指す．

現代の食生活の課題｜　一人だけで食べる孤食，家族一緒の食事でもそれぞれが異なるものを食べる個食（バラバラ食）など，食事のスタイルも変わりつつある．2017 年度の食育白書によれば，1 日のすべての食事を一人で摂る孤食が週に半分以上を占める人は 15.3％と増え続けている．2005 年に食育基本法が制定され，「子どもたちが豊かな人間性を育み，生きる力を身につけていくためには，何よりも食が重要である」とした．2006 年には「早寝早起き朝ごはん」国民運動も推進されたが，1 日の食事の中でも最も重要な朝食に限ってみても，20 代の約 2 割はほとんど食べていないと回答している（**図 12-6**）．2012 年以降，各地で「子ども食堂」が始まり，親に代わって子どものお腹と心を満たし，安らぎを与えてくれる場として注目を集めている．

　食べることは生活の中で楽しみの一つである．ただ咀嚼や嚥下機能が低下した高齢者では，食べることが喜びに繋がらない場合がある．介護用のペースト食（流動食）は誤嚥を防いでも味気ないと言った感想はよく耳にする．食事はただ栄養を取るためにあるのではない．見た目，歯触り，風味等は，幸福感を満たす大きな要因である．ペースト食の改善や食べるリハビリは今後の課題であろう．

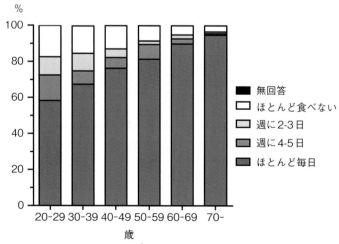

図 12-6　年代別の朝食の頻度
（「食育に関する意識調査報告書」[iii] より）

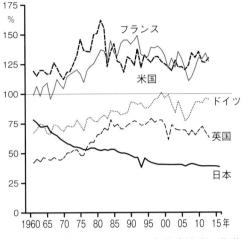

図 12-7　主要先進国における食料自給率の推移
（カロリーベース）
（「食料需給表」のデータ[iv]）をもとに作成）

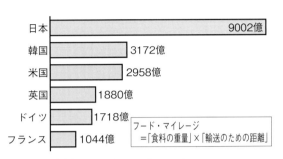

図 12-8　各国のフード・マイレージ
（単位：トンキロメートル，2000 年)[v]

食生活と地球環境問題｜　先述したように日本の食料自給率はエネルギーベースで 2016 年に約 4 割
と極めて低い（**図 12-7**）．輸出する食品を生産する目的で，海外では森林やマングローブ林を潰し
てプランテーションや養殖場が開発されてきた．また世界の水産資源の約 9 割が過剰または限界ま
で漁獲されている．
　フード・マイレージとは食料の輸送に伴う環境負荷をいう．輸入食料の多い日本はフードマイ
レージの値が突出している（**図 12-8**）．

エコロジカル・フットプリント｜　私たちの生活は地球の資源があってはじめて成立する．人間が
どれほど地球の自然資源に依存しているか，環境負荷を示す一つの値がエコロジカル・フットプリ
ントだ．食料や木材，化石燃料を豊富に使う先進国は総じてこの値が高い．日本は世界で 38 番目
に高く，世界中の人々が日本人と同じような生活をすれば，地球は 2.9 個分必要だという（**図
12-9**）．

食品ロスと食品の救済｜　食品ロスとはまだ食べられるものを賞味期限や形の崩れなどを理由に廃
棄してしまうことである．全世界の食品の約 1/3 が廃棄されている．環境省の推計では 2015 年度
の国内の食品ロスは 646 万トンで，これは世界で飢餓に苦しむ人々への国連の食糧援助量の約 2 倍
の量にあたる．各国で改善策が進められているが，フランスでは 2016 年に食品廃棄禁止法が施行
され，売れ残りや賞味期限切れの食品を捨てることを禁じ，余った食品はボランティア団体などに
寄付することが義務づけられている．日本でもこの問題に対応すべく，各地で新たな取り組みが始
まっている．例えばフードシェアリングと呼ばれるネット上の取り組みが最近注目されている．飲
食店と消費者をネットで繋ぎ，余りそうな食品を前もって消費者に知らせ，値段を下げて売ること
で廃棄される食品を減らす．余った食材を持ち寄って開く料理会など，家庭におけるフードサル
ベージ（食品の救済）も試みられている．

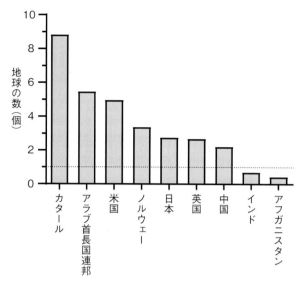

図 12-9　エコロジカル・フットプリント（2016 年）
（Global Footprint のデータ[vi] をもとに作成）

食と東洋医学｜　四字熟語の「医食同源」という言葉はよく知られている．東洋医学では病気を治す薬も健康を保つ食事も源は同じであり，食生活を大切にすると考える．薬学や栄養学の知識が殆どなかった時代において，東洋医学が中心となり，健康の源として食事療法を考案していたと思われる．

　宮沢賢治は「雨ニモマケズ」の詩で「一日 4 合の玄米と味噌，少しの野菜を食べる」と詩っている．もちろん現在の栄養学で満足できるわけではないが，玄米は完全栄養食と言われるほど，糖質，アミノ酸，脂肪酸に加えてビタミンやミネラルなどの栄養素をすべて含んでいる．ビタミン B_1 や B_6 に至っては白米の約 4〜5 倍も多い．白米を主食とした海軍，陸軍の兵士たちが脚気に罹り，何十万と命を失った時期，海軍の軍艦「筑波」乗組員全員の命を救ったのは白米から麦飯への変換であった（14 章参照）．

　酷暑の中を歩いた後，冷たい飲み物を飲んだ時の快感は五臓六腑にしみる．東洋医学の定義を現代医学知識に当てはめるのは適当ではないかもしれないが，五臓は容積が決まっており，心臓肥大の場合などに，体表から臓器の異常を打診で察知できる．六腑は常時内容量に合わせて容積が大きく変動するので容積変化から異常を察知することは出来ない．胃を例にとると内容物が空の時は 50 ml 程度で最大 40 倍までも拡大する．膀胱も同様で内容物が空の時は約 50 ml であるが，普通は約 500 ml〜800 ml で排尿して元の大きさに縮小する．これらの臓器では体表から触知できないが圧して痛みが起こるかどうかで異常を診断できる．

　内臓の異常を体表から診断する上で五臓六腑の考えに基づく東洋医学の診察法は今も大切といえよう．西洋医学が導入されるまでは，人々の養生に貢献した東洋医学を学ぶことも大切な課題である．

東洋科学の視点から｜　東洋医学では，自然と人体のリズムが調和している状態を健康といい，治療も自然と調和させる力を賦活させることを目的とする．

　あん摩マッサージ指圧，はり，きゅう治療では，治療に使用する器具は，鍼や艾などの器具が使用されるが，鍼灸の臨床の現場では，安全性や感染症対策が重視され，ディスポーザブル鍼が多く使用されている．

　鍼治療で用いる鍼には刺入しない（皮膚への接触刺激のみ行う）ものもあり，灸治療で用いる艾はヨモギの葉の成分から生成される．また，あん摩マッサージ指圧治療では特殊な器具を用いず治療ができる．このため自然環境にやさしい治療であると考えられるが，一部プラスチック製の器具を用いることがあるため，東洋医学に携わるものも環境問題に関心を持つ必要がある．

第 13 章

変化する地球と生物

●最近，炭酸ガス濃度が 400 ppm と訂正された．原因は人間による石炭や石油などの化石燃料による二酸化炭素排出量の増加，森林破壊による二酸化炭素吸収能の減少である．

●地球環境問題の中で，影響が最も大きい大気中の二酸化炭素濃度の上昇を防止する．

●プラスチックごみによる汚染や里山崩壊による人間生活の変化などは身近な問題である．

●経済優先による熱帯林の破壊などは，ウイルスによる感染症を広げ，世界の脅威となっている．

キーワード：地球温暖化，二酸化炭素，オゾン層，海洋汚染，プラスチック，里山，感染症

1. 地球温暖化と気候変動

<u>地球の温暖化</u>　地球環境問題の中でも，影響が最も大きいのは，大気中の二酸化炭素（CO_2）濃度上昇によって起こる気温の上昇である．太陽光線を吸収して暖められた地表からは熱が大気中に放射されるが，二酸化炭素やメタン，フロンなどは，この熱を吸収して地球を温室のように暖める効果があり，温室効果ガスとよばれる（**図 13-1**）.

　産業革命が始まった 1750 年の大気中二酸化炭素濃度は推定 278 ppm だったのが，1959 年には 13% 上昇して 316 ppm になり，2019 年度には人類史上初といわれる 415 ppm を記録した．これに伴って地球上の平均気温も，1880 年から 2012 年の期間に 0.85℃ 上昇した．現在世界の平均気温は 10 年間で 0.27℃ 上昇しており，これは過去 1 万年間になかった急激な上昇である．気象庁の発表によると日本の平均気温は 2019 年度歴代最高を記録した（**図 13-2**）.

　温暖化の原因は石炭や石油などの化石燃料を大量に使う人間の活動による可能性が極めて高い.

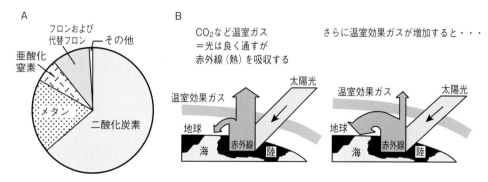

図 13-1　温室効果ガス
A：温暖化への温室効果ガスの寄与率（2001 年），B：温室効果ガスの作用（A，B：「エネルギー白書」[i] より）

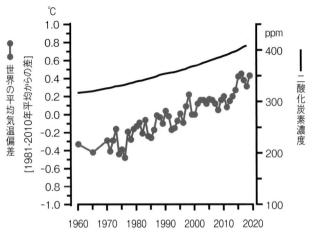

図 13-2 大気中の二酸化炭素濃度と世界の平均気温の関係の
推移（環境省・気象庁データ[ii] をもとに作成）

IPCC（国連気候変動に関する政府間パネル）は 2014 年の報告書において，温室効果ガスを現在のように排出し続けた場合，2100 年の世界の平均気温は 2005 年に比べて 2.6〜4.8℃上昇するが，温室効果ガスの排出を最も抑える対策をとれば気温上昇は 0.3〜1.7℃抑えられると予測した．2019 年の IPCC では温暖化対策問題の具体的な解決に向け，エネルギー，産業，農業，林業，廃棄物などについての方法論を討論している．

気温上昇の影響 平均気温の上昇によって蒸発する水分が増えた陸地では干ばつが進み，大量の水が熱せられて蒸発する海では台風などの暴風雨の発生が増える．また北極の氷が溶けることで強い寒気が南下しやすくなり，日本では冬の異常低温がよく観測される．暖流の恩恵を受けている欧州でも，海流を動かす力が弱くなる可能性があり，寒冷化する可能性が指摘されている．このように気候変動によって，豪雨と干ばつ，高温と低温という両極端の気象現象が地球規模で発生しやすくなっている．

気候変動は海にも大きな影響を与えている．海水の熱膨張や南極やグリーンランドの氷河の融解により，世界平均海面水位は 1993〜2010 年の期間で 1 年あたり約 3.2 mm 上昇したとされ，さらに上昇すると，水没する国も現れる可能性がある．また，二酸化炭素は水に溶けると炭酸になるため，大気中の二酸化炭素濃度の上昇は海洋の酸性化につながる．海洋の pH は一般に弱アルカリ性に保たれているが，産業革命前に比べてすでに 0.1 程度低下していると推定されている．

気候変動は地球上のあらゆる生態系を変化させつつある．植物の枯死，害虫の異常発生，洪水や干ばつによる農作物の収穫量の減少，森林火災，サンゴ礁の死滅による海洋生物の生態系への影響，マラリアの流行地域の拡大など，すでに様々な被害が生じている．世界の平均気温が 2℃以上高くなると，小麦，米，トウモロコシなど穀物の収穫量は減少し，世界の食糧事情を脅かすと予想される．

二酸化炭素濃度上昇の原因 大気中の二酸化炭素濃度はなぜ上昇を続けるのだろうか．

第 1 の原因は人間による大量の石炭や石油など化石燃料の利用である．化石燃料は燃焼させると

二酸化炭素を発生する．日本で人為的に排出される温室効果ガスの約9割が二酸化炭素である．2016年のデータによると，家庭部門（主に電化製品，給湯，暖房の使用による）からは，二酸化炭素排出量全体（約12.1億トン）の約16%が排出されている．さらに運輸部門は18%を占めるが，その約半分は自家用乗用車による排出である．これらを合計すると，1人が約2トン/年（約5.5 kg/日）の二酸化炭素を排出している計算である．

　第2の原因は森林破壊である．森林では植物が光合成の際に二酸化炭素を利用して酸素を排出している．急速に森林破壊が進み，二酸化炭素濃度の上昇に拍車をかけている．

国際的な取り組み　1980年代から温室効果ガス削減のための国際会議が開催されるようになり，1992年の地球サミットでは155か国が気候変動枠組条約（温暖化防止条約）に署名し，世界各国が協力して地球の温暖化防止に取り組むべきことに合意した（p.131, **表12-1**参照）．これを受けて1994年から概ね毎年，気候変動枠組条約締約国会議（COP）が開かれるようになった．

　3回目の会議（COP3）は1997年に京都で開催され，ここで京都議定書が採択された．京都議定書では，先進国に対して法的拘束力のある温室効果ガス削減目標を定め，1990年を基準年として2010年前後までに，日本は6%，EUは8%の削減が要求された．削減目標達成のために京都メカニズムと呼ばれるルールがあり，他国の温室効果ガス削減プロジェクトを実施した場合，自国の削減量に換算できるため，日本はアジア・アフリカが進める新エネルギー事業に協力した．また，国や企業が割り当てられた温室効果ガスの排出権を越えた場合，割当量を下回った国や企業から排出権を購入することで目標を達成したとみなすことができる「温室効果ガス排出権取引」が盛り込まれ，世界各地で排出量取引市場が設立された．さらに植林による二酸化炭素吸収量も排出量として換算できたため，日本企業が海外で植林事業を行うようになった．京都メカニズムが適用された結果，すべての締約国で2012年迄に温室効果ガス削減目標が達成された．

　2015年に開催されたCOP21では新しい国際的枠組みである「パリ協定」が採択され，産業革命前からの世界の平均気温上昇を2℃未満に抑えるという目標を掲げた．目標達成のためすべての参加国が温室効果ガスの排出削減目標を示し，21世紀後半には排出ゼロを目指す．

　2017年の統計では，温室効果ガスを排出する国の6割を中国，米国，インド，ロシア，日本，ドイツが占める．気温上昇2℃未満という目標を達成できなければ，二酸化炭素を吸収している森林や海が温室効果ガスの発生源に転じて温暖化に歯止めが利かなくなり，「ホットハウス・アース（hot house earth）」に陥ると警告する研究者もいる．

2. オゾン層の破壊

　地上約10〜50 kmの成層圏にあるオゾン層が破壊され，地表に達する紫外線が増えると，皮膚がんが増え，農業生産が減少し，多くの海中生物を死滅させると指摘されている（p.3参照）．

フロン　フロンは1920年代に発明され，スプレー缶や発砲スチロール，溶剤，エアコンや冷蔵庫の冷媒として広く普及した．1974年にアメリカの化学者モリーナ博士（JM Molina）とローランド博士（FS Rowland）は，フロンは寿命が長いために成層圏まで達し，そこで分解されて塩素原子を発生させ，オゾン層を大規模に破壊する連鎖反応を引き起こすという説を発表した．この説は世

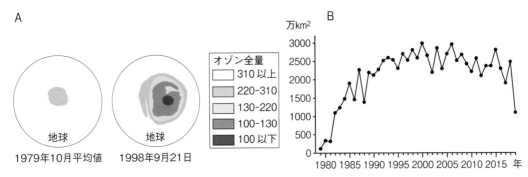

図 13-3　地球上のオゾンホールの拡大
　　　　A：南極から見たときのオゾン量を示す.
　　　　B：オゾンホールの最大面積の経年変化（A, B：気象庁データ[iii]）をもとに作成）

論やマスコミを動かし, その圧力によってアメリカ, スウェーデン, カナダ, ノルウェーなどでスプレー缶用のフロンの使用が禁止された. 1984 年に日本の忠鉢繁南極観測隊員が南極上空のオゾンが春期に著しく減少することを発表すると, 1987 年にオゾン層破壊物質の消費・生産を規制するモントリオール議定書が採択された. そして代替フロンの急速な開発などによって, 世界のフロン消費量は 1986 年の 110 万 t から 1996 年には 16 万 t に迄減少した. しかしオゾン層破壊物質が成層圏に到着するには時間がかかり, オゾン層が回復し始める迄は時間のずれがある（図 13-3）. 現在の推定では, すべての国がモントリオール議定書に従えば, オゾン層はこれから徐々に回復し始め, 1980 年のレベルに戻るのは 21 世紀の半ば頃になると推定される.

代替フロン|　現在, 代替フロンとして広く使われているハイドロフルオロカーボン（HFC）は, オゾン層破壊効果はないものの温室効果が強い. このため先進国では 2036 年までに 85％, 新興国・途上国でも 2045 年までに 80％削減目標がたてられている（モントリオール議定書改定）. 代替フロンの代替策としてアンモニアなどの自然冷媒が提示されている.

3.　酸性雨

「酸性雨」とは pH5.6 以下の雨のことを示し, 工場や自動車から排出される硫黄酸化物, 窒素酸化物等が雨に溶け込むために生じる.「酸性雨」という言葉は 1872 年に英国のスミス氏（RA Smith）によって初めて用いられ, 産業革命の頃から生じていたと推測される. 煙突が高くなるにつれ大気汚染物質は遠くに運ばれるようになり, 1960 年代頃からは北欧やカナダの人里離れた湖沼で酸性化による魚の死滅が問題となり始めた. 1970 年代からは他の欧州諸国でも急速に森林が枯れ始めたため, 欧州全体で硫黄酸化物や窒素酸化物の排出削減に取り組むようになった. その結果, 欧州では大気中の硫黄酸化物濃度は減少しつつある.

　日本で酸性雨が注目を浴びたのは 1974 年 7 月のことで, 首都圏に pH4.1〜4.5 と推定される酸性雨が降り, 3 万人を越える人々が「目が痛い」とか「肌がチクチクする」といった被害を訴え, 公害問題として「晴れれば光化学スモッグ, 雨が降れば酸性雨」といった形で認識された. 酸性雨

は現在，全国的，日常的に観測され，関東地方のスギの立ち枯れなどの森林被害も報告されている．

4. 海洋汚染，サンゴ白化と漁場の崩壊

海洋汚染｜　有害物質による海洋汚染は目には見えないが，1988年に北海に生息している2万頭前後のアザラシのうち85%が10か月余りで死亡した．アザラシの体内からは高濃度の水銀やカドミウム，PCBなど150種類に及ぶ有害物質がみつかり，これらによって抵抗力が弱ったアザラシを伝染病が襲って大量死を引き起こしたと考えられている．有害物質は海中濃度が微量であっても，プランクトン，小魚，大型魚という食物連鎖を通して生物濃縮が起こり，最終的に高等動物に影響を与える（p.122，**図11-6**参照）．北大西洋のイルカの例では海中濃度の1,000万倍の濃度でPCBやDDTを体内に蓄積していることもあった．

サンゴ白化｜　世界中でサンゴが白化現象を起こして危機に瀕している．サンゴの白化が起きる頻度は2016年の時点で，1980年の5倍近い．サンゴの体内には褐虫藻（かっちゅうそう）が共生して食料と酸素を供給している．サンゴは28℃程度の海を好むが，海面温度が2℃上昇するだけで褐虫藻はサンゴから抜け出し（色が抜けて白化する），そのまま戻らないとサンゴは死滅する．海底の温度変化は通常は少ないが，地球温暖化によって海水温度が上昇しているため，サンゴは今後も壊滅的な打撃を受けるであろうと危惧されている．サンゴは海の熱帯林とも呼ばれ，そこには多くの魚が生息しているため，死滅によって海洋の生態系へ重大な影響を及ぼすと推定される．

沿岸域の汚染｜　沿岸域の開発や汚染も海洋の生態系を乱している．植物プランクトンや海藻は太陽光が到達できる水深200m位までの沿岸域にしか生育できないため，食物連鎖を構成する動物プランクトン，小魚，そして大型魚類も，多くは沿岸域に棲んでいる．これに対し海の大部分を占める外洋部は，陸上の砂漠と同様に非常に生産性の低い地域になっている．藻場（そうじょう）や干潟（ひがた），マングローブ林などは，陸上からの様々な栄養物質が堆積するため，魚介類の産卵場やエサ場などの生育場として沿岸域の生態系に重要な役割を果たしている．工業廃水や生活排水が原因となって沿岸漁業に被害をもたらす赤潮は，世界中の海域に拡がっている．沿岸域の開発によって漁獲量が激減した地域では，莫大な費用をかけてマングローブ林や干潟などの再生を試みている所もある．

5. プラスチックごみ

　私たちの身の回りはプラスチック製品で溢れている．ペットボトルや食品の容器，食品包装用ラップフィルムやレジ袋など，使わない日はないといっていいだろう．高分子化合物であるプラスチックは薄く耐熱性があり，強固で耐久性がある．ただ生ごみと異なり，捨てられると分解される迄の時間は何百年とも，永久に分解されないともいわれる．

マイクロプラスチックと生物｜　プラスチックは1950年頃から生産が本格化し，現在に至る迄の生産量は83億トンとされる．アジアの経済発展に伴い近年の生産は急増しており，過去15年間の生

産量はこれまでの累積生産量のほぼ半分を占める．ごみを増やさ
ないため，リサイクルなど再生処理が求められるが，生産の急増
に処理システムが追いつかず，世界中の海が行き場のないごみの
捨て場になっている．廃棄されたプラスチックの大半はアジアで
捨てられたものである．毎年何百トンものプラスチックがポイ捨
てされ，川に流され，海に流れ込んでいる．

　海にたどり着いたプラスチックの一部は波や風，太陽光や海洋
生物により細かく砕かれる．直径5mm以下のプラスチックごみ
はマイクロプラスチックといわれ，食べ物と見分けがつかなくな

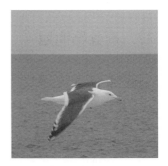

図 13-4　海鳥

り，プランクトンから海鳥（**図13-4**），クジラに至るまでのあらゆる海洋生物に誤飲される．体内
に取り込まれたマイクロプラスチックは消化管に蓄積され，食欲を失わせ，発育不良や繁殖力の低
下を招く．人間への影響は明らかにされていない．

海を救う取り組み│　プラスチックによる海洋汚染問題は緊急の課題である．2017年ケニアで開催
された第3回国連環境総会では，危機的状況にある海を救うことの重要性が訴えられた．各国でも
対応がとられ，たとえばポリ袋禁止国に加わったケニアでは，違反すれば多額の罰金か懲役刑が科
される．フランスは2020年迄にプラスチック皿やカップなどの使用を禁止すると発表した．ノル
ウェーではペットボトルの回収率が97％に上るが，空になったペットボトルを返却すると数十円
返金されるデポジット制度が高い回収率を支えているらしい．太平洋ごみベルトといわれる海域に
漂うプラスチックごみの半分近くを占めるのが魚の網とされ，アメリカの企業は魚網をリサイクル
してスケートボード等を作る取り組みを始めている．2018年に世界でストローの廃止が相次ぎ，
日本でもプラスチック製品の原料を植物由来のバイオマスプラスチックや紙に切り替える動きがあ
る．

6.　水の問題

砂漠化│　砂漠化とは，砂漠化防止条約によれば「乾燥地域，半乾燥地域，乾燥半湿潤地域におけ
る気候上の変動や人間活動を含む様々な要因に起因する土地の劣化」と定義される．砂漠化による
気候上の変動とは，地球温暖化，森林減少による地域全体の水循環の変化などである．砂漠化につ
ながる人間活動とは，過放牧や過剰耕作，灌漑農業による塩分集積，森林伐採などである．砂漠化
の影響を受けやすい乾燥した地域は地球の地表面積の約4割を占める．特にアジアとアフリカでは
砂漠化は食糧生産基盤へ深刻なダメージを与えている．

地下水汚染│　地下水汚染の深刻さも明らかになりつつある．原因としては，塩素系溶剤や重金属
のほか，殺虫剤や窒素肥料などの農薬がある．特に過剰に散布された窒素肥料は地下水の硝酸塩の
濃度を上昇させ，乳幼児の健康障害などを招いている．このため有機農法を見直し，農薬の使用を
減らす取り組みが世界各地で実施されている．

7. 廃棄物問題

有害廃棄物の不当廃棄 | 1980 年代後半から，廃棄費用の高い国から低い国へ，規制の厳しい国から緩い国へと有害廃棄物が不適切に移動されたり，海洋へ投棄されたりして問題になった．これを受けて 1989 年「有害廃棄物の国境を越える移動及びその処分の規制に関するバーゼル条約」が採択され，有害物質の発生量を極力抑制するための施策を各国に求めるとともに，有害廃棄物の越境移動を原則的に禁止することとした．

不法投棄への対策 | 日本国内の不法投棄も社会問題化しており，例えば瀬戸内海の小さな島，香川県豊島に 1980 年代に不法投棄された 90 万 t 以上の産業廃棄物は，14 年間で約 770 億円かけて処理されたが，完了後も新たな汚泥がみつかるなど，完全な解決は難しい．不法投棄事件を受けて 2000 年に廃棄物処理法が改正され，廃棄物処理業者以外に排出企業も不法投棄された廃棄物の責任を負わなくてはならなくなった．このため不適切な処理をされる危険をさけ，優良な処理業者へと委託先を変える企業が増えている．また，不当に安い料金で受注する産廃事業者が淘汰され，適正な価格競争が始まり，廃棄物処理の費用が上がることによって，ゼロエミッション（ゴミゼロ運動）が推進されることも期待される．

8. 生物多様性の減少

絶滅の進行 | 地球誕生以来約 40 億年に及び生物は進化と絶滅を繰り返し，長い時間をかけて地球環境を形成し，そしてその地球環境に適応した生物が生き残ることによって地球全体の生態系を構成している．地球の歴史の中では，恐竜が絶滅した白亜紀に代表されるように多数の生物種が絶滅した時代があったが，現在はかつてない程の急激なスピードで種の絶滅が進行している（**図13-5**）．

　野生生物の絶滅の原因としては，以前は乱獲や外来種の侵入の影響などが大きかったが，現在は生息環境の破壊や悪化による影響が深刻である．特に熱帯林は野生生物の宝庫といわれ，熱帯林の破壊は生物の多様性に壊滅的な打撃を与えている．近年では熱帯林の保有する生物多様性の価値を見直す動きもみられる．コスタリカの例では国土の約 1/4 を自然保護区に指定してエコツーリズムを推進したり，未知の生物資源を研究して新品種や医薬品の開発に活用しようと試みている．

　生物多様性の減少は農業分野でも大きな問題を投げかけている．欧州では農薬を使用した集約型農業が増え，鳥が食べる昆虫が減っているために鳥たちが畑から姿を消している．フランスでは今世紀に入ってから現在に至るまでに鳥が著しく減少し，一部の種では個体数が 2/3 も減っているようである．農薬を減らし，生物が生息しやすい環境を目指すべきと研究者たちが警鐘を鳴らしている．

野生生物保護 | これまでの野生生物保護のための国際的な取り決めとしては 1975 年に発効されたワシントン条約やラムサール条約，1993 年に発効された生物多様性条約などがある．このうちラムサール条約は，水鳥の生息地として重要な湿地に関する条約で，日本では釧路湿原が 1980 年に初めて登録され，絶滅危機にあるタンチョウの保護や湿原の再生事業に取り組んでいる．1991 年

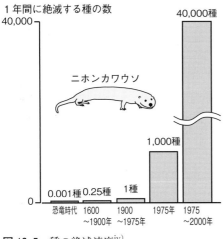

図 13-5　種の絶滅速度[iv]

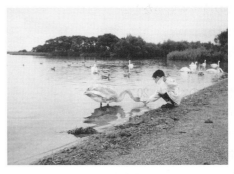

図 13-6　ウトナイ湖の水鳥

に登録されたウトナイ湖（苫小牧市）では，越冬のために飛来するカモや白鳥と触れ合うことができる（図 13-6）.

品種改良栽培の影響｜　現代ではかつてない程大量の農作物を栽培しているが，昔に比べて種類ははるかに少なくなっており，世界の食糧の大半は 100 種余りの栽培植物からできている．単一の遺伝子からなる生態系が危機に陥ったときの被害は大きく，もし病気や害虫が発生して，遺伝子がその病気や害虫に対して抵抗力を持たない場合，全滅する可能性もある.

　日本では 1990 年に水稲作付面積の 1/3 以上を「コシヒカリ」と「ササニシキ」の 2 品種が占めていたところ 1993 年の冷害によってササニシキが壊滅的な被害を受け，品種の集中は危険であると考えられるようになった．これによって新しい特性を持った多数の銘柄の米が店頭に並ぶようになったが，2018 年現在も上位 3 品目が作付面積の半分以上を占める状態にある.

　急増している遺伝子組換え作物の生態系に対する影響も懸念されている．遺伝子組換え作物には害虫や除草剤に抵抗性を示す遺伝子が組み込まれており，これらの遺伝子が自然交配によって雑草に取り込まれたり，ミミズやミツバチなどの生物に影響を与える可能性が指摘されている（p.124 参照）.

9.　棲み分けの崩壊

里山の崩壊｜　2019 年は亥年であるにもかかわらず，猪の町への侵入による被害で人々は大わらわとなった．人を恐れなくなった猪は食べ物を狙って道を走り回り，人家の庭はもちろん家の中にまで侵入して人を襲った．熊や鹿，猿の被害も同様で地域の住民はただ逃げ回ることしかできない状況となった．原因は里山の崩壊といっても過言ではない.

野生動物への対応｜　長い間，動物たちは棲み分けを守って自然の中で生きてきた（図 13-7）．動物たちの棲み処と人の住む町や村の間には自然の美しい里山があった．町や村で農業を営んでいた人々の高齢化で里山の農地は次第に放棄されていった．荒れ地に残った作物の味を知った動物たち

は次第に里山を超えて人の住む町や村に侵入して，食物を得ようとして暴れるようになった．獣たちを元の棲み処に戻すようにと，町や村ごとに侵入を防ぐための環境整備がなされているが，個人や地域レベルだけでなく国を挙げた抜本的な解決策が望まれている．

外来生物への対応｜　2017年夏には日本で初めてヒアリが国際貨物のコンテナから見つかった．ヒアリは強い毒を持つ南米産の蟻で，繁殖力が強く，危険な外来生物に指定されている．刺されると激しい痛みを起こしアレルギー反応を起こし死に至る場合もある．2019年には東京湾埠頭でも多数確認され，近くの公園では注意を呼び掛けるとともに巣の駆除がなされている．

　外来生物にはアライグマやブラックバス等多数あり，各地で自然破壊を起こしている．都会で増えて

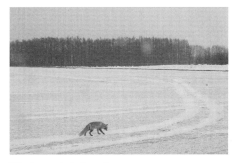

図 13-7　キタキツネ

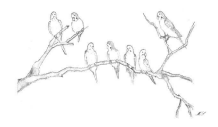

図 13-8　インコ

いる緑色のワカケホンセイインコは飼い鳥が逃げ出して野生化したと指摘されている．外来生物は一旦住み着くと，天敵がいない場合が多く，繁殖してそれまでの環境破壊を起こすことが多いため，港や空港などでの水際対策がなされている（図 13-8）．

10.　病気を起こす微生物

病原菌との戦い｜　大昔，人間は大きな強い動物と戦う必要があった．現在そのような危険性はほとんどなくなったが，代わりに多くの微生物，病原菌に苦しめられている．現在の人間の健康の維持は，サルモネラ菌や結核菌，エイズウイルスやコロナウイルスなど病原菌との戦いの上に立っているといっても言い過ぎにはならない．ただし，微生物のすべてが人間に害を与えているのではない．人体に侵入して病気を起こす微生物は 2,500 種類ほどで，全微生物のわずか 0.1% に過ぎない．

新興・再興感染症の出現｜　1980年に WHO は天然痘が根絶されたことを宣言した．これに続いてポリオや麻疹などの根絶計画も進められ，人類は感染症に打ち勝てると思い始めていた．ところがすでに克服されたと考えられていた結核やマラリア，梅毒などの感染症が増加に転じ，再興感染症として，人類に再び脅威を与えている．2014年には蚊を媒体とするデング熱が国内で70年ぶりに確認されている．

　また天然痘と入れ代わるかのように，1981年にエイズ（HIV 感染症）が出現した．それと前後する形でエボラ出血熱や腸管出血性大腸菌感染症（大腸菌 O157 感染症），SARS（重症急性呼吸器症候群），重症熱性血小板減少症候群（マダニを介した SFTS ウイルス感染症）などの新しい感染症が次々登場し，新興感染症とよばれて話題になった．2020年新型コロナウイルス感染症

表 13-1　主なパンデミック[v)]

病名	年代	地域	世界の死者 （日本の死者）	原因菌 （大きさ）	科学者の貢献
ペスト	541-542 1347-1352 1665 1855-1896	地中海 アジア，欧州 イギリス アジア	2500 万 7500 万以上 7 万 5000 以上 1000 万 （約 2500）	細菌 （1 μm）	1894 北里柴三郎 ペスト菌の発見
天然痘	1518-1568 1775-1782	メキシコ アメリカ	1700 万 13 万	ウイルス （0.3 μm）	1798 E. ジェンナー ワクチンの発明
コレラ	1816-1826 1829-1851 1852-1860	アジア アメリカ，欧州 ロシア	 100 万	細菌 （2 μm）	1883 R・コッホ コレラ菌の発見
インフルエンザ				ウイルス （0.1 μm）	
スペイン風邪	1918-1919	世界	4000 万 （約 40 万）		1919 山内保ら ウイルス原因説
アジア風邪	1957-1958	世界	200 万以上 （約 6000）		
香港風邪	1968-1969	世界	100 万 （約 1000）		
新型インフルエンザ	2009-2010	世界	28 万 （約 200）		2012 製薬会社 大量ワクチン製造
新型コロナウイルス感染症	2019-	世界		ウイルス （0.1 μm）	ワクチンの開発 国際間の連携

（COVID-19）が猛威を振るっている（**表 13-1**）．

感染の広がり｜　新興・再興感染症の出現・拡大は，地球環境の変化が原因となっている場合が多い．マラリアの拡がりには地球温暖化による蚊の生息分布の変化が関連しているようである．また，ウイルスを病原体とする新興感染症のほとんどは，もともとは熱帯地域の森林に生息するサルやネズミ，コウモリなどを自然宿主としていたと考えられ，人間がウイルスの棲みかを荒らした結果，深い森の中に封印されていたウイルスに遭遇するようになったと推定されている．エイズにしても，最初の寄生相手はアフリカに生息するサルの群れだったと考えられるが，多くの狩猟者が森林の奥地にまで入り込むようになり，サルの肉が遠くの町で売られるようになったことがエイズ流行の引き金となった可能性がある．

　人間の大陸間移動に伴って感染症はさらに拡大し，世界的大流行（パンデミック）を招くケース

も多い．拡散の過程で原因菌の遺伝子にわずかな突然変異が起こり，毒性が強まることもあるようだ．14世紀西欧で人口の1/4〜1/3にあたる死者を出したペストはシルクロードを経由して伝わったとされる．ペスト発生当初はそれほど毒性が強くなかったという．アメリカで大流行した天然痘は15世紀にコロンブスの上陸によって持ち込まれたとされる．第一次世界大戦中に流行したスペイン風邪にしても，インフルエンザ発生当初はやはり毒性がさほど強くなかったようだ．このとき犠牲者に若い人が多かったのはインフルエンザに対する免疫がなかったためとする報告がある．日本においても国際交流の活発化に伴い，海外から新しい感染症が侵入してくるケースが増えている．2020年新型コロナウイルスによるパンデミックも，グローバル化に伴う人の移動の影響が大きいとされる．

　一方，2020年の感染拡大が「グローバル化によって，人々は変化する医学情報を素早く共有し，助け合い，感染の広がりを抑えることができた」と将来の人々に評価されることを望みたい．感染症の問題は一国のみで解決できるものではなく，世界各国が協力しながら対策を進めていかなければならない地球規模の問題として認識されている．

東洋科学の視点から　パンダは笹のみを食べていきている．クマムシは水や食べ物が無くなれば代謝を最小限にして石のようになって生き延びる．生物はそれぞれ生きるための戦略を持っている．人の身体には無数の大腸菌が住んでいるが普段は何事もなく人間と共生している．例えば近年猛威を奮っているウイルスは深い山奥で，ある種の動物の体の中で共生していたと思われる．ウイルスは食料も持たずに命の設計図だけで身軽に生きている．間違って人の身体に入って宿主を殺してしまったウイルスは，宿主と共存すべく設計図を変えているのかもしれない．

　東洋医学は身体が本来持っている自然治癒力を高めるように働く療法である．身体に備わっている異物を排除しようとする抵抗力や自然治癒力を正気，インフルエンザウイルスのように人の身体に悪い影響を持つ原因を邪気という．鍼灸やマッサージは正気を充実させ体内の邪気を排除すべく，血液やリンパなどの循環を促す療法である．人間の未開の地域への侵入によって現れる様々なウイルスと人間との戦いはこれからも続いていくと思われ，東洋医学も新しい状況に対応していくであろう．

第14章
新しい生活様式の探索

＜学習のポイント＞

●人類が火を発見して以来，文明は進歩・発展してきたが，近年になってその速度は加速度的に早くなっている．なかでも通信技術の発展とコンピューター機能の向上による情報化社会は，農耕社会，産業社会と並んで第三の波と言われる．

●バイオテクノロジーの発展を受けて，遺伝子操作，クローン動物が実現したことなどで，生命の尊厳が問われ，生命倫理，医の倫理の重要性が増している．

●時代の変化とともに，産業も職業も変わっていく．女性や高齢者の職業参加，テレワークなど新しい職業形態が生まれている．

キーワード：エネルギーの変遷，電化社会，情報化社会，都市化社会，家族，職業，東西医学

1. 火の利用

<u>火の発見</u>　北京原人の遺跡の灰の状態から，今から約50万年前に人類が日常生活の中で恒常的に火を使っていたことがわかる．すべての動物が現在でも火を恐れるのに対し，人間の祖先は火を恐れながらも，火に興味をもっていたことが伺われる．火を創り出したことは人間が他の動物と違う進化を遂げ，現在の文化を創り出すための重要な一歩だったと考えられる．

<u>エネルギーの変遷</u>　火の力を利用した画期的な出来事として，18世紀に火を力に変えた発明があげられる．1769年にイギリスのジェームズ・ワット（J. Watt）は，石炭の火力を蒸気の力に変えてピストンを動かす蒸気機関を発明した．蒸気機関の発明で大きな動力を得ることが可能となり，人々は重労働から解放されたばかりでなく，生産力は著しく向上した．蒸気機関を利用した蒸気機関車や蒸気船の発明は，人々の行動範囲を大きく広げることとなった．

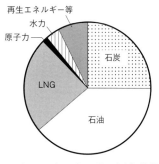

図14-1　日本の一次エネルギー国内供給構成　LNG：液化天然ガス，再生エネルギー等：地熱，風力，太陽光など（2017年度）[i]

　20世紀になると石油が使われるようになり，さらに大きなエネルギーが取り出せるようになった．人々の生活は便利になり，自動車や飛行機など交通機関も発達した．産業の発展や生活の向上に伴い，使用するエネルギーの量も加速度的に増加していった．現在，日本はエネルギー資源の92%を輸入に頼っている．最も使われているエネルギー源は石油であり，約4割を占める（図14-1，2）．次いで石炭，天然ガスの順に多い．これら資源の消費は地球規模で進んでおり，いずれ枯渇する．自然資源を用いた再生可能エネルギーの導入が進められている．

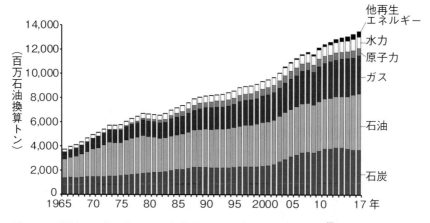

図 14-2　世界の一次エネルギー消費量の推移（エネルギー源別）[ii]

2. 電化社会

電気の発展｜ 1879 年にトーマス・エジソン（T.A. Edison）によって白熱電灯が発明され，現在の電灯に比べると 1/10 程度の明るさであったが，それまでに比べれば画期的な明るさで，人々は休息するはずの夜間も活動できるようになった．1938 年には白熱電灯に比べて使用する電力が 1/3 と少ない蛍光灯が発明され，1953 年頃から日本の家庭にも急速に普及していった．深夜も営業する店が至る所にでき，人々の生活のリズムが多様化するようになった．20 世紀後半には蛍光灯より寿命が長い LED（Light Emitting Diode）が発明された．

電気と生活｜ 現在，私たちの生活は，電気なしには暮らしていけないほど，電化製品に囲まれている（**図 14-3**）.

　1950 年代の洗濯機や冷蔵庫に始まり，1970 年頃からはカラーテレビやルームエアコン，電子レンジなどが一般家庭へ普及した．1990 年代からは家庭用コンピューター（パソコン）が浸透した．一歩家の外に出れば自動車や電車，飛行機など交通機関が充実し，世界の隅々まで簡単に移動できる．ビルの中ではエレベーターやエスカレーターが人を運ぶ．留守の間には食器洗い機が食事の後始末をし，AI を搭載した掃除機が部屋をきれいにして帰りを待ってくれる．

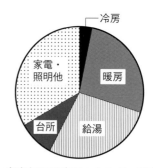

図 14-3　家庭部門用途別エネルギー消費量
家電・照明他：洗濯機，衣類乾燥機，布団乾燥機，テレビ，VTR，ステレオ，CD プレーヤー，DVD プレーヤー・レコーダ，掃除機，パソコン，温水洗浄便座等（2018 年度）[iii].

　1965 年に比べると 2010 年の販売電力量は 6.3 倍に迄増加した．2011 年の東日本大震災以降は省エネ化が進み，販売電力量は一旦減少に転じたものの，2015 年も 1965 年に比べると約 5.5 倍になっている．電力量の増加とともに人は動かなくなり，それは足腰の衰えとなって現れている．足腰など体の衰えを支えるのも，人口減少社会の日本では AI やロボットといった電化製品であろう．

AI の活用｜ AI（人工知能）は 2014 年ごろから急激に活用さ
れるようになった．教育の場ではオンライン・ラーニングが取
り入れられ，医療の場ではオンライン診療も始まった．様々な
仕事に AI が導入され，仕事の自動化が進んでいる．水を繰り
返し使えるようにする，重い荷物を運んで腰の負担を減らすな
ど，AI は環境分野の企業に大きく活用されている（**図 14-4**）.

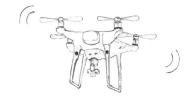

図 14-4　ドローン

3.　情報化社会

　高度に発達した脳の働きによって，人間は言語によるコミュニケーションを行えるようになっ
た．コミュニケーションは脳を一層発達させ，人は考えることができるようになった．以来，考え
るためにその基本ともなるべき脳への刺激として，私たちは情報を求め続けている．

通信技術の発展｜ 1454 年にグーテンベルク（JG. Gutenberg）が活字印刷を発明して以来，印刷技
術の進歩により，本，新聞，雑誌などによる多数の人への大量の情報の提供が可能となった．1844
年に電信が，1876 年に電話が発明された．1920 年には米国で，1925 年には日本でラジオ放送が開
始された．続いてテレビ，ビデオ，ファクシミリ（FAX）など電波による音と画像の送信受信が
可能になった．コンピューターと通信技術とがつながってできた電子メールやインターネットは
1990 年代に世界中に急速に広まり，言語と画像を瞬時に世界中に発信したり受信することが可能
となった（**図 14-5**）.

　パソコン（Personal Computer）は日本では 1995 年以降に急速に普及した．1995 年のパソコン

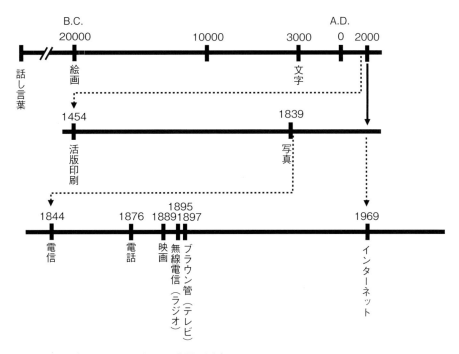

図 14-5　おもなメディアとその発明の歴史

の世帯普及率は 15.6% だったが，2016 年に 79.1% とピークを迎え，2018 年は 78.4% となっている．ポケットに入る手軽なスマートフォンは地図や翻訳機能などアプリも多彩で，人は苦労することなく，ありとあらゆる情報を手に入れられる．かつては日本を訪れる観光客に対し「May I help you」と声をかけ，写真を撮ってあげる等，小さな触れ合いがあったものだが，そんな光景は今では珍しくなった．近年では SNS（Social Networking Service）を利用する人が若者を中心に増えている．Twitter，Facebook，Line 等の SNS に登録すると，登録したもの同士で一定の情報を共有できる．SNS の利用率は 2016 年，10 代で 81%，20 代で 97.7% に及び，個人と一体化している．このように情報が量的・質的に向上した現代社会は，情報化社会または情報社会とよばれる．

第三の波｜通信技術とコンピューター機能の向上によってもたらされる情報技術（Information Technology：IT，アイ・ティー）の急速な進歩は，社会システムを大きく変えている．人間の歴史において革命的とも考えられるので IT 革命とよばれることもある．IT 革命は産業革命や農業革命と対比される．アメリカのトフラー（A. Toffler, 1980）は人類の文明の流れを波にたとえて，農耕社会を第一の波，産業社会を第二の波，現在の家庭生活，政治，経済のシステムなどの新しい動向を含めた情報化社会を第三の波と呼んだ．

　人間は自分たちの思考によって生み出された科学技術の進歩によって社会のシステムを変え，新しい社会システムは人間に影響を与える．私たちは自然環境と社会環境という大きな 2 つの環境の条件下で生きている．私たちはそのどちらの環境にも依存しつつ，どちらの環境をも変える力を備えている．

情報技術と環境保全｜衛星からのデータは環境保全のための極めて重要な情報源である．森林破壊の監視のほか，気象や気候変動の観測，サンゴ礁の監視や乱獲による漁場崩壊の防止，廃棄物の不法投棄の追跡など，環境法や環境条約の実効性を高める上で広く利用されている．

　情報技術は環境問題の情報公開や教育にも重要な役割を果たし，個人と NGO や行政，企業のコミュニケーションにも役立っている．世界中で数多くの NGO がモニタリングした地球環境をホームページで公開している．また企業の環境格付けや商品・サービスの情報を公開しているホームページも急増している．これらの情報は世界中からアクセスできるため，発展途上国の環境保全運動にも貢献することが期待されている．

4.　人口増加

世界の人口｜世界の人口は，1804 年に 10 億人に，1959 年には 30 億人に達し，2011 年には 70 億人にまで増加した．このまま増加しつづけた場合，2030 年には約 86 億人に，2050 年には約 98 億人に達すると予測されている（**図 14-6**）．

　1968 年にアメリカのエーリック夫妻（P & A. Ehrlich）は地球の資源量に限界があることを指摘し，急激な人口増加は生態系を破壊する大きな要因であるとした．彼らは地球の環境負荷を I＝PAT と数式化したことでも知られる．I（Impact）とは人間の活動が環境に及ぼす影響，P（Population）は人口，A（Affluence）は経済的な豊かさ（一人当たりが消費する量），T（Technology）は科学技術による環境破壊指数を表す．たとえ人口の増加が抑えられても，消費は

ほとんどの国で増加し続けており，先進国においては過剰な状態にある．

日本の人口 日本の人口も，1872 年に約 3,481 万人，1960 年には約 9,342 万人，2010 年には約 1 億 2,806 万人と増え続けた．しかし，その後はわずかに減少に転じ，現在は約 1 億 2,659 万人となっている．現在日本の人口は世界の 1.7％を占め，世界で 11 番目に多い．日本の人口は今後少しずつ減少が続き，2030 年には約 1 億 1,913 万人になると予想されている．日本の人口の男女年齢別構造を表した人口ピラミッドの推移を**図 14-7** に示す．1950 年にはピラミッド型であったが，少子高齢化が進むにつれて，釣鐘型に変わってきた．2014 年には第一次ベビーブーム世代（65〜67 歳）と，第二次ベビーブーム世代（40〜43 歳）の 2 か所に膨らみを持ち，年少人口の減少のため裾が狭まったひょうたん型となっている．

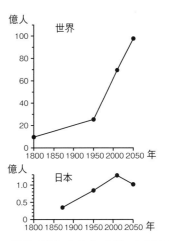

図 14-6 世界（上）と日本（下）の人口の推移（総務省等のデータ[iv]）をもとに作成）

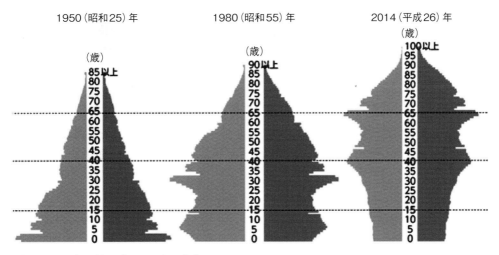

図 14-7 日本の人口ピラミッドの変化（「厚生労働白書」[v]）より）

5.　都市化社会

人口の集中┃　世界の人口の約半分，日本では約86％の人が都市で生活をしている．日本の人口が
わずかに減少する中で，東京都の人口だけを取ってみれば，1900年に比べ2018年には約7倍に迄
も増え，現在も増加傾向にある．

　かつて，農耕技術の獲得によって大量の食糧を安定に確保できるようになった人類は，定住し，
そこで都市が作られるようになった．18世紀の産業革命の際にも，工業や生産物の流通を中心と
する地域に人口が集中し，産業都市が生まれていった．多くの人口を抱える都市では，食糧，住
居，水，道路などを欠かすことができず，都市の快適さを図るために，上下水道，公園，教育，衛
生など様々な工夫が凝らされ，今日の文明が築き上げられてきた．人々が仕事を求め，都市に流入
するのは，昔も現在も同じであろう．

ヒートアイランド┃　人口の都市への集中は住居，交通機関，廃棄物，空気の汚染など，数多くの
都市社会の問題を作り出してきた．自動車や冷暖房などのエネルギー消費によって大量の熱が発生
し，さらに地面がコンクリートやアスファルトに覆われ，河川や緑地面積も少ないため，蒸散する
水分が減少して気温が上昇し，ヒートアイランド現象が起こっている．東京では過去100年間で平
均気温は3℃以上も上昇し，大気が不安定になりやすいために集中豪雨などの被害が増えている．
このため現在ある緑を保全し，街路樹の植栽や屋上庭園の設置を推進して市街地の緑化を図るな
ど，様々な対策が施されている（**図14-8**）．植物の葉の裏にある気孔の開口を大きくすることで，
二酸化炭素の削減を図ろうとする取り組みもあり，トヨタ自動車の開発したキルシェピンクは大気
浄化効果の高い環境貢献型植物として知られる（**図14-9**）．

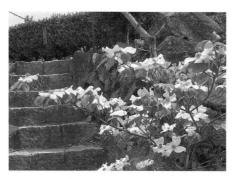

図14-8　都会で大気を浄化する植物

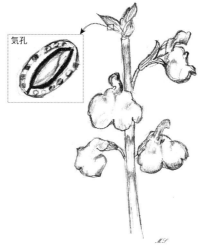

気孔

**図14-9　大きな気孔で汚染した大気を
吸うキルシェピンク**[vi]

6. 自然災害

地震・火災　1923 年 9 月 1 日正午に発生した震度約 7.9 の関東大震災では死者が約 10 万人に達した. 強風によって生じた火災は消防能力を超え, 約 30 万棟の家屋が消失した. 死者の大部分は火災によるものであった. 壊滅的な被害を受け, 後藤新平を中心に住まいや生活, 産業の復興に向けた帝都復興計画が作られた. 公園, 橋, 学校, 病院, 住宅, 鉄道などの整備が進み, 現在の東京の基盤が出来たと言えよう.

　1995 年 1 月 17 日早朝震度 7 の阪神淡路大震災が起こった. 死者 6 千人余, 住宅被害は 64 万棟に達した. 死者のほとんどは圧迫による即死だった. 被災者を支援するべく全国から多くのボランティアが駆け付け, この年はボランティア元年とよばれる. 「兵庫 2001 年計画」は人と自然, 人と人, 人と社会が調和する共生社会を理念として被災者自体や企業団体行政などの多様な主体が課題の解決に向けて復興に取り組んだ. 10 年後の検証では住みやすい地域の再生がなされたと評価された.

河川の氾濫　2019 年 10 月の台風 19 号による豪雨は北海道から沖縄に至る日本の各地で観測史上最大の降水量を記録した. 堤防の決壊による河川の氾濫が千曲川や多摩川の支流などいたるところで起こり, 甚大な被害が発生した. 想定外という状況に, これまで関心を示さなかった洪水浸水想定区域を示すハザードマップを利用する人が増加した.

7. 家族の変遷

家族集団　時実利彦著「人間であること」によれば, 「人間には集団欲という本能があり, 集団欲が満たされれば一体感や心の連携を覚え心が安定するが, 満たされないと寂しさや孤独を感じ心が不安定になる」とされる. 人が誕生して, 最初に属する集団が家族である. 家族に囲まれて, 様々な脳の機能が発達し, 家族と同じ言葉を話し, 歩いたり走ったり出来るようになる. 家族集団では, 感情的に深く影響し合う特徴がある.

家族形態　日本の平均世帯人員数は 1920 年から 1960 年の間には約 5 人であったが, 1970 年代には約 3 人となり, 2017 年は 2.2 人まで減少している. 世帯当たりの子どもの数は時代とともに減少し, 兄弟のいない子の割合は現在約 4 割を占める.

新しい家族　近年では単独世帯と夫婦のみの世帯の増加が著しく, 双方で全体の半分を占める (**図 14-10**). 1980

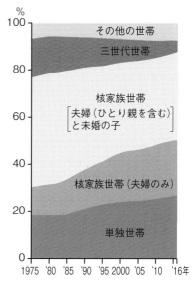

図 14-10　家族構成の時代変化
(「国民衛生の動向」[vii] より)

年代に 18.2% を占めていた単独世帯は 2016 年 26.9% に，14.4% を占めていた夫婦のみの世帯は 23.7% に増えている．1980 年代の単独世帯は，親元を離れた若者の一人暮らしが多かったのに対し，現在では若い世代に加え，中年以降の独身者や高齢者もかなりの比率を占めている．未婚率の上昇，晩婚化，少子高齢化の影響に加え，子ども夫婦と同居をしなくなるケースが増え，65 歳以上の高齢者を含む家族形態では夫婦のみ世帯と単独世帯の数が過去 20 年間で約 3 倍に増えている．血縁を中心とした家族関係が失われていく中で，同じ趣味や考え方を共通にする新しい家族のあり方が模索され出している．

8. 職業の変遷

　かつての日本には職業選択の自由を認めず，人間を生産力や戦力という生産手段としてのみ評価した時代がある．現代の日本社会は過去のどの時期よりも個人を尊重する時代といわれる．職業の種類や就業形態も増え，個人の能力や好みに合わせて職業を選ぶことも可能となった．

産業の変化と職業　産業別就業者の構成比は，時代とともに変化している．1920 年代の日本においては，農業・林業・漁業からなる第一次産業の割合が約 54% と最も高く，鉱業・建築業・製造業などからなる第二次産業の割合が約 21%，卸売り・小売り・飲食店やサービス業などからなる第三次産業の割合が約 24% を占めていた．2015 年，第一次産業の割合は 4% にまで極端に減少し，第二次産業の割合は約 24% とほぼ変わらず，第三次産業の割合は 67% と著しく増加している．その中でも近年に限ってみるならば，卸売り・小売業や製造業は減少傾向にあり，医療・福祉業が最も増加傾向にある．第三次産業の割合は主要先進国の多くの国において高い．職場の仕事は，生きる喜びに直結する間は問題がなかったが，仕事の効率の向上が求められるにつれて，役割分担が進み，単調な仕事を効率的に行うことが要求されるようになった．効率を重視するあまり，心を病む人は多い．

女性の職業進出　1972 年に勤労婦人福祉法，1985 年に男女雇用機会均等法が制定されると，女性も職場に進出しやすい時代になった．少子高齢化が進み，2006 年に雇用機会均等法が改定，2015 年に女性活躍推進法が設けられ，1997 年を境に共働き世帯が専業主婦世帯を上回るようになった．**図 14-11** に日本の年齢，男女別就業率を示す．25-59 歳にかけて，男性の 91-94%，女性の 72-82% が何らかの職に就いて働いている．

高齢者と職業　2018 年度の国際比較調査によれば高齢者の就職率は，65 歳以上の高齢者の総人口に占める割合は日本の 28% が韓国に次いで高い．日本の高齢者のうち，男性では約 33%，女性では 17% が何らかの形で働いている（**図 14-12**）．1967 年以降，アメリカでは高齢を理由に退職を義務づける定年制を職場に設けることは禁じられている．アメリカの高齢者の権利を守る傾向はその後他の国にも広がり，現在定年制を設けていない国にはカナダ，オーストラリア，ニュージーランド，イギリスがある．

新しい職業形態　情報通信技術の急速な発達は職業形態を大きく変えている．工場や会社といっ

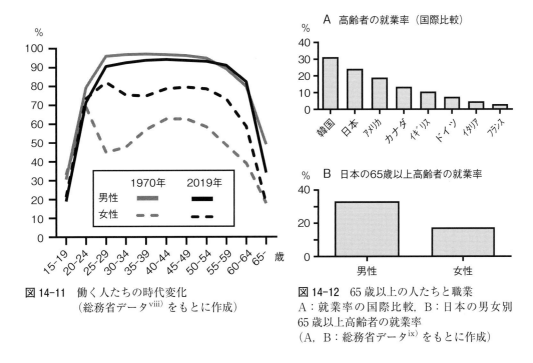

図 14-11　働く人たちの時代変化
（総務省データ^{viii}をもとに作成）

図 14-12　65 歳以上の人たちと職業
A：就業率の国際比較，B：日本の男女別
65 歳以上高齢者の就業率
（A，B：総務省データ^{ix}をもとに作成）

た職場だけでなく家庭，個人での職業参加も可能となった．場所や時間に制約されない「テレワーク」は 1970 年代アメリカで始まり，世界中で普及し始めた．2020 年新型コロナウイルス対策の一環として，世界中で緊急に導入が進められている．

9. 科学の進歩と課題

科学の進歩は広く地球環境に影響を及ぼし，地球環境を変えている．

バイオテクノロジー|　バイオテクノロジー（生物工学）とは生物を扱う技術という意味で，酒の発酵技術から最新のゲノム解析や遺伝子改変技術などを含み，医学だけでなく薬学，農学，水産学など広い分野に応用される学問である．19 世紀フランスのパスツール（L. Pasteur）が食物の腐敗原因が微生物にあることを発見して以来，生物工学は飛躍的に発展した．微生物の種類や作用が次々と解明され，それまで経験的に利用されていた発酵食品（酒，みそ，チーズなど）のほかに，医薬品（ペニシリンなど）の産生，農業の分野や排水処理システムなど，広く利用されるようになった．

1953 年ワトソン（J. Watson）とクリック（F. Click）により遺伝子の構造が解明され，その後遺伝子の操作が試験管内で簡単に行える技術が発展するようになると，バイオテクノロジーの主流は遺伝子工学へと移っていった．

遺伝子操作|　生体から取り出した遺伝子はベクターという環状 DNA に組み込むことによって試験管内で扱うことが可能となる．ベクターに組み込まれた遺伝子を酵素によって切り貼りし，遺伝子配列を変化させたり他の遺伝子とつなぎ合わせたりなど様々な操作が行われる．

　1994 年にアメリカで農作物としては日持ちを良くしたトマトがつくられ，世界で初めての遺伝子組換え作物として商品化された．そのほかの遺伝子組換え作物については p.124 に述べた通りである．

クローン動物｜　20 世紀後半，命の根源とされる細胞の遺伝情報を作っている物質がリン酸と糖と塩基が鎖状に並んだ巨大分子であることが分かって以来，生命科学は大きな進展を遂げた．
　全く同じ遺伝子を持つ動物をクローン動物という．クローン動物には受精卵クローンと体細胞クローンがある．受精卵クローンは日本では例えば良質の和牛を多く作るために利用されている．精子と卵子を取り出して人工授精させ，1 個の受精卵が細胞分裂して 16〜32 個の細胞になったところで核を抜き取り，別の核抜き卵に入れて育てる．仔同士はクローンであるが，親牛のクローンではない．一方体細胞クローンでは親とまったく同じ遺伝子が子に受け継がれる．1997 年のドリーと呼ばれる羊は生殖細胞ではなく乳腺細胞から作られている（**図 14-13**）．

生命倫理｜　人々の個人的な欲望に沿って，次第に命や心までもが操作される時代に入って，「命をどう扱うか？」についての規範となる生命倫理の必要性が生じてきた．学術会議は「21 世紀に生きる私たちは知らず知らずのうちに遺伝子差別による優勢思想の復活，クローン人間の誕生，命の操作や心の破壊，生態系の不調和，といったことに繋がらないよう最大限の注意を怠ってはならない」と指摘した．その上で生命工学の利用を初期段階から負の効果の拡散を招かないように適正に計画する必要性があることを提言している．

医の倫理｜　「病気を診ずして病人を診よ」とは，明治時代の軍医・高木兼寛の教えとされる．
　1979 年にビーチャム（T. Beauchamp）とチルドレス（J. Childress）は医療倫理の 4 原則として自律尊重，無危害，善行，正義を提唱した．自律尊重とは「自律的な患者の意思決定を尊重せよ」，無危害とは「患者に危害を及ぼすのを避けよ」，善行とは「患者に利益を齎せ」，正義とは「利益と負担を公平に分配せよ」とある．

10. 東西医学の融合

風土病への対応｜　感染や栄養障害などで，ある地域に特有に認められる病気を風土病という．脚気は欧米にはほとんどみられず，日本やアジア地域のみに発症したことから，地域の風土病といわれ，原因は長い間不明であった．脚気に罹ると疲労感，手足のしびれ，動悸の高まり，食欲不振，足のむくみが起き，さらに進行すると，歩行困難となり心臓麻痺を起こして死に至る．
　脚気は江戸時代になって，玄米よりも白米を食べる習慣が出来た頃から流行が始まった．参勤交代で江戸に滞在した地方武士が故郷に戻ると治ることから「江戸煩い」とも呼ばれた．
　明治時代になって，徴兵令で白米を食べさせる特典が発せられ，白米を主食にした職業軍人たちの間で罹患者が増加した．脚気による死亡者は 1923 年のピーク時には約 3 万人/年まで増え続け，多くの死亡者が出た．当時日本を訪れた欧米の医師たちは脚気の原因として「細菌説」を主張し，日本の医師や研究者は広く細菌を探す研究を進めた．
　国力増強のために多数造られた軍艦の船内で脚気患者や死者が続出すると，海軍軍医の高木兼寛は患者の増加に心を痛め，船内の状況を調べて原因を探った．その結果，脚気の原因は細菌ではな

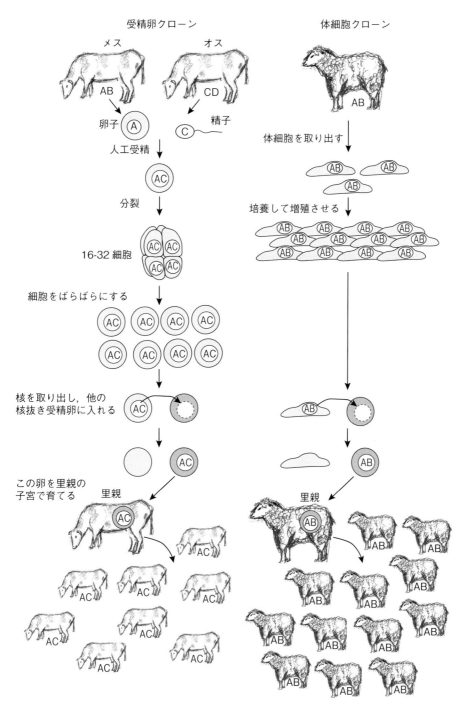

図 14-13 クローン動物の作成
　　　　A：受精卵クローン．B：体細胞クローン．（佐藤昭夫，2000 より）

く食事にあると考え，多くの反対にあいながらも船員の日本食を洋食に変えるなど様々なことを試みた．洋食を嫌う海軍の兵隊食を米と麦にしたことで，軍艦「筑波」の病死者をゼロとすることに成功した．また漢方医の遠田 澄 庵 は「脚気は其原（そのもと）米に在り」と白米を断つ療法で効

果を挙げた．高木の主張した脚気の予防には栄養バランスが重要とする「食事説」は厳しい批判を浴び，原因がビタミン B_1 の欠乏によると鈴木梅太郎に解明されて広く医学会に受け入れられる迄長い年月を要した．

__東西医学と世界の状況｜__ 1978 年 9 月，Alma Ata において，WHO（世界保健機関）と UNICEF（国連児童基金）の指導でプライマリー・ヘルスケア（PHC）に関する宣言がなされた（Alma Ata 宣言）．この宣言では，「地域社会で必要とされている健康面のニーズに応えるために訓練された保健従事者―医師，看護師や可能であれば地域に働く人や，必要によって，伝統医術者が，社会的にも技術的にも保健チームを作って働く」とある．2003 年にはジュネーブで開催された第 56 回世界保健総会において，192 の参加国と地域は，伝統的な医療を各国保健制度に融和させ，かつ西洋現代医学との調和を促進することを進めた．

　WHO が 2018 年 6 月にリリースした，国際疾病分類の第 11 回改訂版（ICD-11；International Classification of Diseases 11th Revision）に伝統医学の病態分類が入った．

　現在，ドイツでは 200 時間の鍼灸の教育を受けた医師が 2〜3 万人おり，医師向けの生薬専門薬局もある．米国においても鍼灸の普及は進んでおり，ダナ・ファーバーがん研究所，MD アンダーソンがんセンターといった主要ながん病院には鍼灸部門が疼痛緩和目的で設置されている．

__東洋医学と西洋医学の融合｜__ あん摩マッサージ指圧師やはり師・きゅう師は治療院を構えて，そこに患者をどれだけ集められるかという考えだけではなく，治療院から外へ出て地域社会と関係を作っていく時代に向かっている．また今後求められる医療とは単に「治す，治った」だけでなく，その先にある目標を人間と人間が関わることで作り上げていくものである．

　西洋医学と東洋医学の両者は，全く異なる医療であると考えられがちであるが，患者の症状や疾病を治療するという目的は同じである．

　佐藤達夫（1934〜2006）は西洋医学と東洋医学の融合について次のように述べている．

　「現在わが国の医学・医療は科学的な立証主義に基盤を置く西洋医学に大きく依存している．一方わが国には東洋医学の恩恵を実際に受けてきたという歴史的流れがある．東洋医学も西洋医学も疾病から人を守る道である点では同一である．今後，西洋医学と東洋医学のそれぞれの特徴を生かし両者の融合を図りながら，医学・医療の新しい道を開くことが期待される．」

　__東洋科学の視点から__ 旅をする者の心得として松尾芭蕉は紀行文「奥の細道」（1702）の初めに「足三里に灸をして」と述べている．

　汗の研究で 3 度もノーベル賞候補になった久野寧は手掌部の汗が体幹や四肢の温熱性発汗と異なることを観察し，手掌部の汗が精神性発汗であることを発見した．高木健太郎は体幹部への圧刺激が半側性発汗を起こすことを示した．佐藤昭夫は手足への鍼刺激が全身性の自律神経反射を起こし，体幹部への鍼刺激が分節性の自律神経反射を起こすことを麻酔動物で示した[5]．

　これらの先駆者たちは現在のように MRI 等便利な機器がなかった時代に，注意深い身体の観察に基づいて貴重な発見をし，その時手に入る機器を使って証明している．長い歴史と経験に基づいた東洋医学は今後様々な研究が進み，多くの知見について解明され，大きく発展し，医学に貢献するであろう．

第 15 章

世界で共有する環境教育

<学習のポイント>

●多くの人たちの間に地球環境を守る動きが高まっている.

●限りある地球の健康を守るために人間はどう生きるのが良いのだろうか.

●大量消費をあおる誇大広告に惑わされることなく,環境に優しい節度ある生活を心がけるには意識改革が重要である.

●世界の人たちが教育を通して,未来の人間環境についての思いを共有する時が来ている.

キーワード:環境保全,もったいない運動,技術開発,自然エネルギー,燃料電池,環境教育

1. 環境保全運動の歴史

<u>沈黙の春</u>   1962 年にアメリカの女性科学者レイチェル・カーソン(R. Carson)が世に出した『沈黙の春(Silent Spring)』は,近代の環境運動に対して最も重要な影響を及ぼした名著である.この本は当時大量に使用されていた DDT などの殺虫剤が,人間を含む生物に有害な影響を及ぼしていることを,多くの科学論文を引用しながら,叙情的にかつ力強く警告し,ベストセラーとなった.

<u>成長の限界</u>   1968 年には欧州財界の有力な国際派アウレリオ・ペッチェイ氏(A. Peccei)が,「子どもたちのために次の世代の社会を少しでも住み良いものにしたい」との念願から,世界各国から科学者や教育者,経営者などを集めてローマで会合を開催した.1970 年にローマ・クラブとして発足すると,「現在の政策は持続可能な将来に繋がっているのだろうか? それとも崩壊に繋がっているのか? すべての人に十分なものを提供する人間らしい経済を作り出すためにはどうしたらよいのか?」という問題の研究をアメリカ MIT 工科大学のプロジェクトチームに委託した.これを受けてドネラ・メドウズ(D. Medeus)らは 1972 年に科学的な根拠を基に,世界は,国は,人々は環境問題解決に向けてどうすべきかについて提言した.その著書『成長の限界(The Limits to Growth)』は多くの国でベストセラーとなった.

この中では様々な状況下における世界モデルを計算しており,人口増加や工業生産が続けば資源の枯渇や汚染の拡大によって人類は衰退に向かうが,人口と資本を安定化した均衡状態では人類の活動は成長を続けるであろうと結論づけた.そして廃棄物のリサイクルや資源再循環技術,太陽エネルギー利用や有機農法の必要性を指摘し,貧富の差をなくして初めて世界の均衡が実現されることを主張した.

これらの考え方はすべて現在の環境保全運動の基本的な思想となっている.

ローマ・クラブの活動は世界中に大きな反響を呼び起こし,この頃から様々な環境 NGO が広く活躍し始めた.NGO は市民グループや科学者と協力し合いながら,人々の認識を高め,政治的な圧力をかけることにより,環境保全運動の先駆的役割を果たしてきた.

<u>2052</u>　2013年にはプロジェクトチームの一人ノルウェーのヨルゲン・ランダース（J. Randers）が1972年以来継続して行ってきた分析を基に，人口増加・食糧不足・資源の枯渇・環境破壊について，2052年の状況を予測して『2052』を著した．この中で「私たちは21世紀をどう生きるか」についての道標を示している．

　著書では生態系の崩壊について「もし私たちが依存する生態系がその営みをストップしたらどうなるのだろう？　もしミツバチが果樹の受粉を助けなくなったら，もし自然が飲料水の蒸留をしなくなったら，もし樹木が炭酸ガスの吸収をやめたら，もし細菌が廃棄物を分解しなくなったら？　科学者は，人類が毎年ただで受け取っている"サービス"の価値を計算し，その総計は世界のGDPに匹敵すると結論づけた」と記している．

　ただのサービスはある日突然終わるだろう．電気の供給のない家の中に閉じこめられたらを想像するだけでわかるように，地球という奇跡の天体に住む人間の生活はある日突然崩壊を迎えるだろう．

　私たち個人は持続可能な未来に向けてどうすればよいのだろう．『2052』ではこれまでの成長が世界をバラ色にするという考え方を変えることが必要と述べている．個人が経済的成長に支えられた王侯のような生活を求めて物質的幸せをどこまでも追及するとしたら世界はどうなるのだろう．ランダース氏が指摘したように，個人が経済的成長を第一にする考えを捨て，「人生の満足」を目標とするならば世界は次第に変化するのではないだろうか．

　ブータンではGDPによる豊かさとは別の尺度で国民の幸福度を測定するという．「足るを知る」の心を今一度思いなおす時期に来ているのかもしれない．

2.　市民意識の高まり

<u>グリーンコンシューマー</u>　循環型社会を構築するに当たって，市民一人一人が主役としての役割を自覚することが重要である．自らのライフスタイルを見直し，環境に優しい商品を買うことによって社会に影響を与え，循環型社会への変換を積極的に推進しようとする市民は，グリーンコンシューマー（green consumer，緑の消費者）と呼ばれ，日本においてもグリーンコンシューマー運動（グリーン購入とも呼ばれる）は急速に拡がっている（**図 15-1**）．

> 1. 必要なものを必要な量だけ買う．
> 2. 使い捨て商品ではなく，長く使えるものを選ぶ．
> 3. 包装はないものを最優先し，次に最小限のもの，容器は再使用できるものを選ぶ．
> 4. 作るとき，使うとき，捨てるとき，資源とエネルギー消費の少ないものを選ぶ．
> 5. 化学物質による環境汚染と健康への影響の少ないものを選ぶ．
> 6. 自然と生物多様性を損なわないものを選ぶ．
> 7. 近くで生産・製造されたものを選ぶ．
> 8. 作る人に公正な分配が保証されるものを選ぶ．
> 9. リサイクルされたもの，リサイクルシステムのあるものを選ぶ．
> 10. 環境問題に熱心に取り組み，環境情報を公開しているメーカーや店を選ぶ．

図 15-1　グリーンコンシューマー 10 原則
　　　　（「環境白書」[i] より）

　グリーンコンシューマーという言葉は，1988 年にイギリスで出版された『ザ・グリーンコンシューマー・ガイド』という本で初めて用いられた．この本は，自動車や電化製品，食品など，様々な商品が抱える環境問題について解説し，有害物質の使用の有無など，環境保全の観点から商品を選択するための情報を提供し 30 万部を越えるベストセラーとなり，ドイツや米国など世界各国で独自の版が出され，反響を呼んだ．

3R　グリーンコンシューマーとしての具体的な行動の内容は，誰でも簡単に始められるものである．不要なものはできるだけ買わない，ゴミを少なくするよう心掛ける，ゴミの分別はきちんと守る，省エネに努め不必要な電気は消す，健康のためにも乗用車の過度の利用は控える，等々，個人の生活による環境負荷を減らすことである．環境負荷の少ない生活のキーワードとして，「Reduce（リデュース，廃棄物の発生抑制），Reuse（リユース，再利用），Recycle（リサイクル，再資源化）」の 3R がよく用いられる（**図 15-2**）．

　紙の消費を例に取ると，まず使用量を減らすこと（Reduce）である．日本人の紙・板紙の消費量は 2016 年で世界の 3 位を占め，一人当たり年間 200 kg 以上消費しているが，不要な印刷やコピーを減らす，ティッシュペーパーや使い捨ての紙

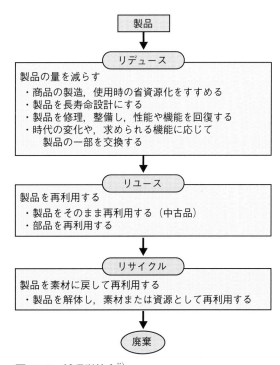

図 15-2　循環型社会[ii]

コップ・ペーパータオルの利用を控える，過剰包装やダイレクトメールを断るなど，個人の心掛けによって消費量は簡単に減らすことが可能である．次のリユースでは，裏紙を使う，本は積極的にバザーや古書店を利用するなどが奨められる．最後にゴミとなってしまった紙は資源ゴミとして排出し，リサイクルに回される．日本の 2016 年の古紙回収率は約 8 割と高いのに対して，古紙利用率は 65% 程度とまだ低い水準にある．

　グリーンコンシューマーは，環境に優しい商品・サービスを選択することによって徐々に市場を変えることができる．消費者が，包装容器が最小限の商品，農薬使用量の少ない食物を選べば，企業はそのような商品を開発するようになるからである．

もったいない運動　昔から日本では物を大切に使うことが美徳とされていた．ケニア出身のワンガリ・マータイ氏（WM. Maathai）は日本語の「MOTTAINAI（もったいない）」を「3R（Reduce, Reuse, Recycle）＋Respect（尊敬の念）」という精神のすべてを網羅する言葉として，世界に広めることを提唱した．近年はエコ対策をファッショナブルに楽しむ工夫が増えてきた．素材やデザインにこだわるクールビズを楽しむ，余りものレシピで食品ロスを減らす，緑のカーテンで

家を飾る，カーシェアリングでおしゃれなエコカーを必要な時だけ借りる，等々多くの試みがなされている．

市民団体の役割｜ 個人の環境保全への取り組みは，個々にバラバラに行われるだけでは，その効果は十分には発揮されない．目的意識の共有や組織化には，NGO や生協などの市民団体が果たす役割は重要である．市民団体は，市民への情報提供と啓蒙，行政や企業への提言，法律や合意事項が履行されていることの監視など，多岐にわたる活動を行い，個人，企業，行政等の連携を図る．1964 年に東京世田谷の 200 人の主婦が牛乳の共同購入を始めたのを出発点として，生活クラブ生協は「せっけん運動」や「リターナブルびんの普及」など様々な環境保全活動に取り組み，その活動は共感を呼んで全国的な組織に成長し，1995 年には「われら人間：50 のコミュニティー賞」を受賞している．

3. 行政の取り組み

炭素税｜ 国民が環境問題に敏感であった北欧諸国では，すでに 20 世紀から政府が積極的な政策を実施し，結果として国民に大きな利益をもたらしている（**図 15-3**）．デンマークでは，廃棄物埋め立て税の導入によって建設廃材のリサイクル率が 8 年間で 12％から 82％に伸び，デポジット制（預託金制）導入によりガラスビンだけでなくペットボトルもリユースされている．さらに炭素税とよばれる二酸化炭素の排出に課せられる税金を導入したことで，風力発電が推進され，風力産業は現在デンマークに大きな利益を与えている（p.169 参照）．

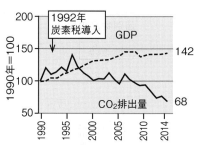

図 15-3 デンマークにおける炭素税の導入と，実質 GDP および CO_2 排出量（環境省データ[iii]より）

リサイクル法｜ 日本においても 2001 年に循環基本法（循環型社会形成推進基本法）が施行され，消費者に環境負荷を負担させ，環境型企業を政策的に支援する法律が次々と生まれている（**図15-4**）．容器包装リサイクル法は，現在家庭ゴミの容積の半分以上を占める，ガラスびん，ペットボトル，紙箱，プラスチックトレーなどの包装容器の排出を減らす目的で制定された．消費者のゴミ廃棄に都合が良いように識別マークが決められている．例えば容器包装プラスチックゴミには「プラ」のマークがつけられている．近年はペットボトルのリサイクルが追い付かず，リサイクルではなく，ペットボトルを使わない取り組みが始まっている．食品リサイクル法では，まず食品ロスを削減し，それでも発生した食品廃棄物は飼料や肥料として再生利用することを目指している．家電リサイクル法では，特定の家電製品（テレビや冷蔵庫など）について消費者にリサイクル料を負担させることによって，寿命の長い製品の選択を推進し，電化製品のリース・レンタルの市場の拡大を図っている．すでにオフィスのコピー機や OA（office automation）機器はリースが多く利用されている．

ゴミゼロ運動｜ 市町村レベルでの行政も市民の生活に大きく反映される．2000 年頃からは家庭ゴ

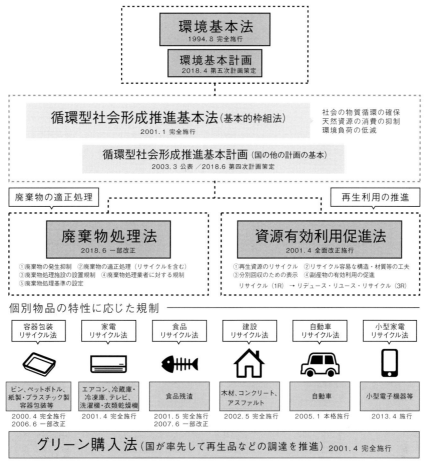

図 15-4　循環型社会を形成するための法体系[iv]

ミ回収を有料化している自治体が増加しているが，これによってゴミの量が減って結果的に市民の税負担の軽減に成功している．北九州市は1997年にエコタウン事業として国の財政的な支援を受け，ゼロエミッション（ゴミゼロ運動）による地域振興プランに積極的に取り組み，二酸化炭素排出量の大幅な削減に成功し，2018年に「持続可能な開発推進に向けた世界のモデル都市」に選定された．

技術開発 2002年からエコタウン事業に参加する富山市の場合は2008年に「環境モデル都市」に選定され，公共の新型路面電車であるLRT（Light Rail Transit，軽量軌道交通）を軸とした拠点集中型のコンパクトで低炭素型のまちづくりを推進している．LRTは人と環境に優しいとされる次世代の軌道系交通システムで，欧米をはじめとする130以上の都市で整備されている．北九州市や富山市のようなエコタウンに承認されている地域はこれまで国内の26地域にのぼり，環境負荷削減に繋がる技術開発や国際協力に結びつく人材育成等に取り組んでいる．

4. 企業の取り組み

　1990 年前後から環境リスクによって大企業が巨額の損害を被るケースが世界で多発した．1990 年後半から環境配慮に優れた企業は，将来に対する信用があり倫理的な観点からも投資対象にふさわしいとの考えから株価が上昇して資金が集まる傾向が出始めた．これを受けて，企業が生き残るためには環境リスクマネージメントが重要であるとの認識が拡がった．これは主として消費者運動，環境汚染，規制強化の 3 つに分類して考えることができる．

消費者運動｜　消費者運動は，予想外の大きな影響を企業に与え得る．「ザ・グリーンコンシューマー・ガイド」（p.164）がスーパーマーケットの売り上げに大きく影響したのを始め，世界各国で消費者情報誌による商品の環境配慮が評価されるようになり，推奨品に選定された商品のマーケットシェアが倍増する例もみられる．1995 年には，ある大石油会社が海上プラットフォームを国際条約に従って海洋投棄しようとしたところ，環境保護団体が不買運動を呼びかけ，大規模な不買運動と企業イメージの低下による損害は膨大なものとなった．これらの動きを受けて，環境報告書をホームページ等で公開したり，ISO14001（国際標準化機構が定める環境管理の国際規格）認定など国際的な環境管理・監査の国際規格の認定を取得し，環境問題に積極的な姿勢をアピールすることによって消費者の監視活動の先回りをしようとする企業が増えている．ISO14040 ではさらにライフサイクルアセスメント（life cycle assessment）の枠組みが定められており，製品の製造から廃棄・リサイクルに至る製品寿命全体における環境負荷を測定評価し，消費者に情報を提供することによって，企業の環境への取り組みが益々透明になってきている．

環境汚染対策｜　環境汚染は，過去の汚染が法改正などによって顕在化するケースが多い．1991 年，日本の化学会社の工場跡地で大規模な土壌汚染が発見され，処理費用は 100 億円近くに達した．また 1997 年からは大手企業の工場敷地内から高濃度の汚染物質が次々と検出され，マスコミをにぎわした．多くの企業では環境法を遵守していたが，有害物質の地下浸透が問題となったのは 1989 年であり，1997 年に水質汚濁法の改正に伴って 10 年以上前の汚染の責任を負わされる形となった．新たな環境規制の導入ラッシュが続いている現状では，企業は法律の有無に関わらず徹底した環境リスクマネージメントを行わなければ，将来に巨額の環境債務を残すことになる．

規制強化｜　規制強化は，製品の環境面での競争力を強いるものである．容器包装リサイクル法や家電リサイクル法の導入によってリサイクル費用を消費者や企業に負担させる仕組みが確立され，リサイクルのための流通ルートやリサイクル工場を確保でき，リサイクルしやすい製品を開発できる企業が大きな競争力を持つようになった．加えて，日本では 2010 年度以降，省エネルギー法に基づきランキング型の環境規制を行っており，自動車や電化製品の省エネ能力差が市場で公開されるようになった．自動車の場合，技術的に最も優れた自動車を基準に燃費が設定されるため，エコカーの開発に拍車がかかるが，熾烈な企業間の競争は相次ぐ燃費不正問題を招いた可能性もある．

エコカー｜　自動車は 20 世紀にはスポーツカーや大型車の人気が高かったが，その後，ハリウッド

スターが進んでエコカーに乗るようになり，燃費の良い自動車を選ぶ人が増えた．現在，世界中で電気自動車など次世代型自動車が販売されるようになり，フランスでは 2040 年までにガソリン車とディーゼル車の販売を禁止する目標を掲げている．自動車の素材を見直す動きもある．さらに進んで，欧州では車中心の生活からの転換が積極的に進められており，公共交通やカーシェアリングを利用した方が環境に良いだけでなく，便利で経済的だという理解が広がっている．このため，多くの自動車産業では将来を見据えて，環境負荷の少ない新しい移動手段の開発に力を入れている．

5. 新エネルギーの開発

　現在日本はもちろん，世界中が生活に必要なエネルギーを石炭，石油，天然ガスなどの化石燃料に依存して生きている（図 14-1, 2 参照）．化石燃料の燃焼によって生じる炭酸ガスの増加と，それによる地球規模の温暖化は待ったなしの状況である．世界では化石燃料からの脱却に向けた試みがなされている．

自然エネルギー　エネルギーの効率を上げてエネルギー消費量を減らすとともに，環境負荷の少ないエネルギーへの変換を図ることは重要な課題である．現在，自然エネルギー（再生可能エネルギー）として世界中で注目されているのは，風力発電（図 15-5）と太陽光発電であり，発電設備の容量は 2006 年から 2016 年までの 10 年間で，それぞれ約 6.5 倍と約 50 倍に増えた（図 15-6）．再生可能エネルギーとしてはほかに，バイオマス（農産物，食品の廃棄物，糞尿，間伐材などからエネルギーを作る），地熱，小規模の水力などが挙げられる．

風力発電　デンマークでは風力発電を積極的に推進したことによって，2017 年に風力発電が総発電量の半分近くを供給す

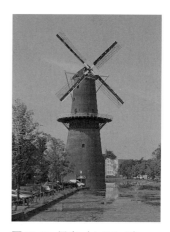

図 15-5　風車（オランダ）

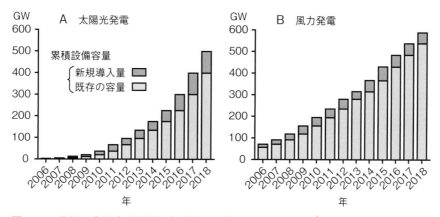

図 15-6　世界の太陽光発電と風力発電の累積設備容量の推移[v]

るようになり，急成長を続ける風力産業において世界最大のシェアを占め，大きな利益を上げている．大量生産によって価格も下がり，立地条件によっては石炭よりも発電コストが安くなっている．現在ではアメリカやドイツなどの先進国だけでなく，インドや中国など，世界中で風力発電は劇的に拡大している．日本でも風力発電は年々増加しており，2017 年時点で 2,253 基が設置されている．一方，風車が高速で回るため，野鳥が風車に衝突する事態も発生するようになった（バードストライクとよばれる）．北海道では絶滅危惧種のオジロワシも被害に遭い，環境省は風車に色を施すなど対策を始めている．

太陽光発電｜　太陽光発電は海外では 1980 年代に使われ始め，2000 年代以降は中国やアメリカなどで急増している．2035 年には世界全体の発電量の 1 割を超える見通しといわれている．太陽光発電とは，シリコンなどの半導体に光が当たると電気が発生する性質（太陽電池）を利用したもので，日本はその技術において世界的に優れている．太陽電池を組み込んだ屋根材が開発されてから，太陽光発電住宅が普及し始め，現在では普通にみられるようになった．太陽光発電システムの価格は量産化によって価格も低下し，近年は家庭用蓄電池と組み合わせて導入される住宅が増えている．環境に優しいだけでなく，停電時に非常用電源として使用できるという利点もある．

　風力発電や太陽光発電には，自然環境に応じて出力が変動するという欠点がある．これを調整するための仕組みとして揚水発電がある．揚水発電は，電力が余っている時間帯に低い位置にある水を高い位置に汲み上げておき，電力が必要になったときに水を落として水力発電を行う仕組みで，巨大な蓄電池のように働く．

回収・貯留付きバイオマス発電｜　化石燃料を使わずにバイオマスを燃焼させてエネルギー（Bio-energy）を取り出し，生じた炭酸ガスを回収して地下に貯留（Carbon dioxide Capture and Storage）するという技術で，IPCC の提言に基づく．この考えには批判もあるが，炭酸ガス排出をゼロにするという長期目標のもとに検討が進められている．

グリーン電力｜　自然エネルギーが抱えるもうひとつの問題は価格である．欧米では 21 世紀から，割高な電力料金でも自然エネルギーを選択する「グリーン電力制度」が利用されている．2014 年には企業が 100％ 自然エネルギーを利用するためのアプローチとして「RE100（Renewable Energy 100％）」が発足した．RE100 に加盟するためには，「ある時期までに使用電力を自然エネルギー 100％にする」と宣言するとともに，その調達計画を提出する必要がある．世界を代表するような大企業が加盟しており，日本企業も 2017 年から続々と加盟している．

　2011 年に世界自然保護基金は，2050 年までに世界のエネルギー需要をすべて自然エネルギーで供給することが経済的にも技術的にも可能であると発表した（**図 15-7**）．今後はこれらの技術を社会に導入するための方策づくりが課題となるが，達成可能な目標であると考えられる．

原子力発電｜　原子力発電は核廃棄物の処理や安全性に関して問題があるため，自然エネルギーには含まれない．特に核燃料の処分は世界各国が頭を悩ませている問題である．フィンランドは 2015 年に地下深く埋める最終処分施設の建設を世界で初めて許可した．問題を先送りにしないという政府の姿勢と，住民の理解による．日本でも海底下での処分の検討を進めている．日本では，

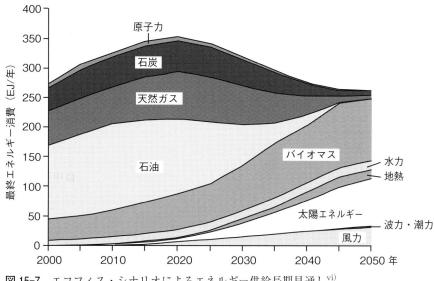

図 15-7　エコフィス・シナリオによるエネルギー供給長期見通し[vi]

一次エネルギー供給源のうち原子力の占める割合が 2010 年に 11.1 % だったが，東日本大震災を契機に，1 % 以下にまで縮小した．

燃料電池｜　従来型のエネルギーを応用して環境負荷を減らす試みも進んでおり，その代表が燃料電池である．燃料電池とは，水素と酸素が結びついて水ができる時の化学エネルギー（水の電気分解と逆の反応）を，直接電気エネルギーに変える発電機器である．燃料となる水素は，化石燃料やメタノールなどから生成する必要があり，化石燃料を用いると二酸化炭素を排出するが，それでも従来型のエネルギーと比較して「排ガスがクリーン」「エネルギー効率が高い」という特徴を持つ．燃料電池を用いた家庭用の熱電併給システム（コージェネレーション，cogeneration）の導入も進んでいる．これは天然ガスなどから水素を取り出し，空気中の酸素と反応させることで電気を作り，その際に発生する熱を利用してお湯を沸かす仕組みで，高いエネルギー効率が得られる．

リチウムイオン電池｜　2019 年吉野彰氏がノーベル化学賞を受賞した．吉野氏らが開発したリチウムイオン電池は小型，軽量な上，何度でも充電でき，寿命も 10 年と長く，すでにスマホ，カメラ，時計などに使用されている．化石燃料に頼らない社会を実現する可能性があり，人類に最大の恩恵を与えたとされる．

6. 環境教育の重要性

2018 年には世界中で観測史上初の気象災害が相次ぎ，「新しいフェーズに気候の状態が足を踏み入れだしている」と考える専門家もいる．2017 年に実施されたアンケートでは，「地球レベルで環境が悪化している」と感じている人の割合は 78 % を占め，関心のある環境問題を複数回答で聞いたところ，「地球温暖化」が最も多く 67 % であった．そして，日常生活において「省エネに努め

る」「できるだけごみを出さないようにする」と答えた人は8割を超えている.

　生態学者のブライアン・ウォーカー氏（B Walker,）はシステム自体がもう現状に不適切になってきている場合，痛みを伴ってでも，システムを変えていくことの必要性を述べている．その上で，健全な世界に向けての大きな希望は，若い世代の人たちが，変容の必要性を敏感に感じ取っていることだという.

未来に繋ぐ環境教育｜　意識の改革に教育の果たす役割は非常に大きい．今日の学校教育では，環境を大切にし，より良い環境づくりや環境の保全に配慮した望ましい行動がとれる人間の育成を重視している．本章の最初に述べたレイチェル・カーソンの考え方を継ぐ自然への感性を磨く教育，森の中の幼稚園など体験的な学習，水の汚染を試す問題解決的な学習など，環境教育についての充実が図られている.

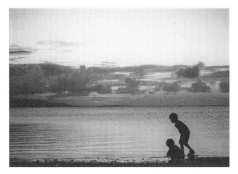

図 15-8　未来に羽ばたく子ども達

　日本でも貧困や飢餓が当たり前にみられた頃，人々は日々の食料を得るためにのみ生きた時代がある．現在の日本は世界の中で有数の豊かな国に数えられるようになった．一方で日本でも世界でも，大きな車や食べきれない量の食事はもはや豊かさの象徴ではなく，環境に優しい節度のある生活を求める人が増えつつある．大量消費を煽る誇大広告に惑わされることなく，正しい知識を持ち，次世代のために環境負荷の少ない生活に努める生活こそ，真に豊かな生活であると信じる人々は着実に増えている.

　ワールドウォッチ研究所のレスター・ブラウン氏（LR Brown）は，人類は農業革命には1万年，産業革命には200年の歳月をかけてきたが，環境革命は数十年で成し遂げる必要があると述べている．このためには現在の時点で買い物，製品開発，教育，選挙などに携わっている大人の責任は重大で，環境学習を通して時代のニーズに対応することが要求される．「成長の限界」（ローマ・クラブ1972）によると，未来に向けて全世界的な関心を抱いている人々は極少数に限られており，この割合を増加させるのも生涯教育の重要な役割である.

　マスコミによる優れた番組，市民運動，通信教育など，生涯教育の場は増えつつあり，これらが環境保全運動に果たす役割は大きい（図 15-8）.

東洋科学の視点から｜　紀元前5世紀に仏教を創唱した釈迦の教えは東洋思想の原点をなしているといって良いであろう．釈迦が沢山の動物に囲まれながら穏やかに死を迎える「涅槃図」を眺めるとき，人々は大きな安らぎを感じているに違いない．そこには人間だけではなく，生きとし生けるすべての生物と共存する姿勢が描かれている.

　小説「ギタンジャリ」を著し，アジア人初のノーベル文学賞を受賞したインドの思想家ラビンドラナート・タゴール（R. Tagore）は素朴な人々が労働で汗を流し，質素に生きる姿こそ尊いと詩っている．タゴールと親交のあった岡倉天心は「茶の本」を著し，日常の生活の中で自然との共生を大切にする日本人の心の在りようを世界に紹介した．東洋には紀元前の思想家孔子が説いたように自分の欲望に走らず他者を思いやる考え方が脈々と息づいている.

　人間が自然を破壊しながら贅沢を求め続けるならば，地球は破滅に追いやられる．一人ひとりの人間が精神的にも物質的にも節度を持ち，地球環境を守って生きることが望まれる．

文　　献

第1章　地球の中に生きる人間

1) 及川紀久雄, 今泉洋, 北野大, 村野健太郎：新　環境と生命. 改訂版, 三共出版, 2017.
2) 大島泰郎：科学のとびら24　生命は熱水から始まった. 東京化学同人, 1995.
3) 河合利光・編著：比較食文化論—文化人類学の視点から—. 建帛社, 2000.
4) 京都大学で環境学を考える研究者たち・編：環境学—21世紀の教養—. 朝倉書店, 2014.
5) 栗原泰：共生の生態学. 岩波書店, 1998.
6) Greshko, M. (三枝小夜子・訳)：380万年前の猿人, 人類史をこう書き換える. National Geographic, 2019, 8月.
7) 後藤雅彦：先史東南中国における稲作農耕の再検討. 地理歴史人類学論集 2, 23-3, 2011.
8) 志賀英：住居学. 朝倉書店, 1988.
9) 田辺和裄：生物と環境—生物と水土のシステム—. 東京教学社, 1995.
10) 寺澤捷年：東洋医学における健康観. 医学哲学・医学論理 22, 137-40, 2004.
11) 東洋療法学校協会・編：新版　東洋医学概論. 医道の日本社, 2015.
12) 針山孝彦, 津田基之：環境生物学—地球の環境を守るには—. 共立出版, 2010.
13) 樋口ゆき子：衣生活学. 朝倉書店, 1990.
14) Hewitt, P.G., Suchocki, J., Hewitt, L.A. (小出昭一郎, 本田建・監訳)：地球の歴史と環境. 共立出版, 1997.
15) Falkenmark, M.：Water-Bloodstream of the Biosphere. 2018 Blue Planet Prize Commemorative Lecture, Tokyo.
16) 丸山茂徳, 磯崎行雄：生命と地球の歴史. 岩波書店, 1998.
17) Molles, M.C., Sher, A.：Ecology：Concepts and Applications. The McGraw-Hill Companies, Inc., 2018.
18) Suga, M. et al.：An oxyl/oxo mechanism for oxygen-oxygen coupling in PSII revealed by an x-ray free-electron laser. *Science* 366, 334-8, 2019.
19) 湯淺精二：生命150億年の旅. 新日本出版社, 1992.
20) 吉阪隆正：住居の発見. 勁草書房, 1984.

参考ホームページ

21) Arizona State University, Institute of Human Origins：https://iho.asu.edu/about/lucys-story
22) 京都大学生存圏研究所生物機能材料分野：http://www.rish.kyoto-u.ac.jp/labm/cnf
23) 東方新報　世界遺産登録の良渚古城遺跡「中華文明五千年」の証し：https://www.afpbb.com/articles/-/3235027
24) 日本環境財団：http://www.jef.jp/

図引用文献

i (1-3)：和田武：新・地球環境論—持続可能な未来をめざして. 創元社, 1997より改変.
ii (1-4A)：古川清行・編著：環境問題資料事典 I 深刻な環境問題2版. 東洋館出版社, 2000を参考に作成.
iii (1-4B)：一戸良行ほか：環境と生態—人間と地球—. 培風館, 1998より改変.
iv (1-10B)：生物量の数値：世界大百科事典. 日立デジタル平凡社, 2000.

第2章　人間らしさの発達

1) 今泉信人, 南博文・編：発達心理学. 北大路書房, 1994.
2) エリクソン, E. H. (村瀬孝雄, 近藤邦夫・訳)：ライフサイクル, その完結. みすず書房, 1989.
3) 岡井崇, 綾部琢哉・編：標準産科婦人科学. 第4版, 医学書院, 2011.
4) 小野武年：情動と記憶 しくみとはたらき. 中山書店, 2014.
5) 木村敦子, 内田さえ, 佐藤昭夫：情動と自律神経—内分泌系反応. *Clinical Neuroscience* 13, 1040-3, 1995.
6) Campbell, N. A., Reece, J.B., Mitchell, L. G.：Biology. 5th ed, Addison-Wesley Longman Inc., 1999.
7) 後藤稠・編：最新医学大辞典. 2版, 医歯薬出版, 1996.
8) 佐藤昭夫：機能からみた脳の老化. 脳神経 51, 565-71, 1999.
9) 佐藤優子, 内田さえ, 鍵谷方子：女性のからだと健康. 人間総合科学大学, 2002.

10）ティミラス，P.S.（江上信雄，寺沢瑩・監訳）：生理学：発育と老化のしくみ．丸善，1978.

11）時実利彦：脳の話．岩波書店，1962.

12）朝長正徳，佐藤昭夫・編：脳・神経系のエイジング（シリーズ・脳の科学）．朝倉書店，1989.

13）ニューマン，B.M.，ニューマン，P.R.（福富護・訳）：新版生涯発達心理学．川島書店，1988.

14）Field, T.：Touch Therapy. Churchill Livingstone, Edinburgh, 2000.

15）マクルアー，V.（草間裕子・訳）：インファントマッサージ．春秋社，2001.

16）モンターギュ，A.（佐藤信行，佐藤方代・訳）：タッチング　親と子のふれあい．平凡社，1977.

参考ホームページ

17）厚生労働省：http://www.mhlw.go.jp/

図引用文献

i （2-3B）：柄澤秀昭：高齢者の精神機能．In 朝長正徳，佐藤昭夫・編：脳神経系のエイジング．朝倉書店，1989，227頁．

ii （2-6）：小野武年：情動と記憶 しくみとはたらき．中山書店，2014，7頁．

iii （2-10）：Ganong, 2000（A）および Guyton and Hall, 1999（B）に基づく，内田さえ，佐伯由香，原田玲子・編：人体の構造と機能．第4版，医歯薬出版，2015，382頁．

第3章　保育と教育

1）梅根悟・編：世界近代教育史．黎明書房，1962.

2）貝原益軒（松田道雄・編）：日本の名著（14）貝原益軒．中央公論社，1983.

3）国立青少年教育振興機構 青少年教育研究センター・編：インターネット社会の親子関係に関する意識調査報告書．2018.

4）スポック，B.，ローゼンバーグ，M.B.（高津忠夫，奥山和男・監修）：最新版スポック博士の育児書．暮らしの手帖社，2000.

5）Taylor, S. E.：Mechanisms linking early life stress to adult health outcomes. *PNAS* 107：8507-12, 2010.

6）文部科学省：令和元年度学校基本調査（確定値）の公表について．2019.

7）山崎英則，徳本達夫・編著：西洋教育史．ミネルヴァ書房，1994.

8）寄田啓夫，山中芳和・編著：日本教育史．ミネルヴァ書房，1996.

9）リートケ，M.（長尾十三二，福田弘・訳）：ペスタロッチ．理想社，1985.

10）Liu, D., et al.：Maternal care, hippocampal glucocorticoid receptors, and hypothalamic-pituitary-adrenal responses to stress. *Science* 277, 1659-62, 1997.

11）ルソー，J.J.（今野一雄・訳）：エミール．岩波書店，1962.

参考ホームページ

12）Ancient Greek Music：http://www.hellenicaworld.com/Greece/Ancient/en/Music.html

13）文部科学省：http://www.mext.go.jp/

14）1 more baby 応援団：http://www.1morebaby.jp/

図引用文献

i （3-4）：Earl Art Gallery（http://art.pro.tok2.com/R/Raphael/Raph019.htm）．

ii （3-8）：下田了仙寺蔵，アンベール「幕末日本風俗図絵」より無彩色銅版画（1870年）．

第4章　水，酸素，食物と身体

1）アッシュクロフト，F.（矢羽野薫・訳）：人間はどこまで耐えられるのか．河出書房新社，2002.

2）佐藤昭夫，佐藤優子，五嶋摩理：自律機能生理学．金芳堂，1995.

3）中屋豊：図解入門よくわかる栄養学の基本としくみ．秀和システム，2009.

4）バーン，R.M.，レヴィ，M.N.（板東武彦，小山省三・監訳）：バーン・レヴィ生理学．西村書店，1996.

5）本間生夫・帯津良一 編：情動学シリーズ 6 情動と呼吸—自律系と呼吸法—．朝倉書店，2016.

図引用文献

i （4-4，4-5，4-10，4-11）：内田さえ，佐伯由香，原田玲子・編：人体の構造と機能．第4版，医歯薬出版，2015，210頁，213頁，306頁，308頁．

ii （4-7）：有田秀穂，原田玲子：コア・スタディ人体の構造と機能．朝倉書店，2005，130頁．

iii （4-9）：厚生労働省：日本人の食事摂取基準2020年版，2019をもとに作成．

第 5 章　脳の仕組み

1) 伊藤正男，井村裕夫，高久史麿・編：医学書院医学大辞典．第 2 版，2009．
2) 井藤英喜，粟田主一・監修：スーパー図解 認知症・アルツハイマー病―予防・治療から介護まで，これで安心の最新知識．法研，2010．
3) 井村裕夫・編：わかりやすい内科学．第 4 版，文光堂，2014．
4) 大内尉義，秋山弘子・編：新老年学．第 3 版，東京大学出版会，2010．
5) 大塚吉兵衛，安孫子宜光：医歯薬系学生のためのビジュアル生化学・分子生物学．第 3 版，日本医事新報社，2008．
6) Kandel, E.R. ほか・編（金澤一郎，宮下保司・監修）：カンデル神経科学．メディカルサイエンスインターナショナル，2014．
7) 国立長寿医療研究センター：認知症はじめの一歩．2015．
8) Sato, A. et al. The impact of somatosensory input on autonomic functions. Rev Physiol Biochem Pharmacol. 130：1-328, 1997.
9) 坂井建雄，石崎泰樹・編：人体の細胞生物学．日本医事新報社，2018．
10) 清水書院編集部・編：最新版倫理資料集．清水書院，1999．
11) 杉本八郎，森啓：1 枚のスライド．*Brain and nerve* 66（5），571-80, 2014.
12) 玉巻伸章：第 3 編 第 5 章 神経細胞学／総論．In 本間研一・監修：標準生理学．第 9 版，医学書院，2019．
13) 時実利彦：脳の話．岩波書店，1962．
14) 時実利彦：人間であること．岩波書店，1970．
15) 中島義明ほか・編：心理学辞典．有斐閣，1999．
16) 日本神経学会・監修：第 12 章 神経原線維変化型老年期認知症．認知症疾患診療ガイドライン 2017．医学書院，2017．
17) Newton，3 月号 アルツハイマー病研究最前線．ニュートンプレス，2017．
18) 羽生春夫：糖尿病と認知症．*Brain and Nerve* 66（2），129-34, 2014.
19) ペン・フィールド，W.（塚田裕三，山河宏・訳）：脳と心の正体．法政大学出版局，1987．
20) 本間昭：アルツハイマー病の薬物療法の現状．日老医誌 49：431-6, 2012.
21) 山田祐一郎ほか：糖尿病と認知症．*Diabetes Strategy* 5（4），149-63, 2015.

図引用文献

i （5-1A）：内田さえ，佐伯由香，原田玲子・編：人体の構造と機能．第 4 版，医歯薬出版，2015,80 頁．
ii （5-1B，5-6，5-9）：内田さえ，原田玲子ほか：生理学．第 3 版，医歯薬出版，2014, 173 頁，193 頁，196 頁．
iii （5-3）：鈴木郁子・編著：やさしい自律神経生理学 命を支える仕組み，中外医学社，2015,37 頁．
iv （5-4）：時実利彦：脳と保育．雷鳥社，1974, 64 頁．
v （5-10）：清水書院編集部・編：最新版倫理資料集．清水書院，1999，より改変．
vi （5-11）：大塚吉兵衛，安孫子宜光：医歯薬系学生のためのビジュアル生化学・分子生物学．第 3 版，日本医事新報社，2008,108 頁を参考に作成．
vii （5-13）：Kandel, E.R. ほか・編（金澤一郎，宮下保司・監修）：カンデル神経科学．メディカルサイエンスインターナショナル，2014, 1310 頁を参考に作成．
viii （表 5-1）：本間研一・監修：標準生理学．第 9 版，医学書院，2019 を参考に作成．

第 6 章　自然への適応

1) 黒島晨汎：環境生理学．第 2 版，理工学社，1993．
2) 佐藤昭夫，内田さえ：生体リズムとは．老化と疾患 7，1317-24, 1994.
3) 佐藤昭夫，佐藤優子，五嶋摩理：自律機能生理学．金芳堂，1995．
4) 紫藤治：第 59 章 体温とその調節．In 本間研一・監修：標準生理学．第 9 版，医学書院，2019．
5) 日本自律神経学会・編：自律神経機能検査．第 5 版，文光堂，2015．
6) 本間研一，彼末一之・編著：環境生理学．北海道大学図書刊行会，2007．
7) Maslow, A. H.：Motivation and Personality. Harper & Row, 1954.（マズロー，A.H.（小口忠彦・監訳）：人間性の心理学．産業能率出版部，1987.）
8) 矢﨑義雄・総編集：内科学．第 11 版，朝倉書店，2017．

図引用文献

i （6-1，6-3）：内田さえ，原田玲子ほか：生理学．第3版，医歯薬出版，2014，295頁より改変，110頁．

ii （6-4）：入来正躬：13 環境と生体，Ⅲ．体温とその調節．In 本郷利憲ほか・編：標準生理学．第4版，医学書院，1996，777頁．

iii （6-5）：Maslow, A. H.：A theory of human motivation. Psychological Review 50 (4), 370-396, 1943 に基づく製本版，www.bnpublishing.com, 2017 の表紙より改変．

iv （6-6）：三十三間堂，千手観音立像1001躯のうち20号像（湛慶作）．フリー百科事典 ウィキペディア日本語版，2020年4月22日 09：28 UTC.

v （6-8）：茶室，茶室の内部（ベルリン東洋博物館展示の茶室復元）．フリー百科事典 ウィキペディア日本語版，2019年1月1日 01：27 UTC.

vi （6-9A）：Clarinet Concerto in A major, K.622 （Mozart, Wolfgang Amadeus）. International Music Score Library Project（https://imslp.org/wiki/Main_Page）.

vii （6-9B）：八橋検校作曲，乱輪舌の楽譜の冒頭部．In 伊藤松超ほか・編：山田流箏曲楽譜乱輪舌．博信堂，1971．

viii （6-10）：浜島書店編集部・編：新編資料カラー歴史．浜島書店，1981，より改変．

ix （6-11A）：ロゼッタストーン．フリー百科事典ウィキペディア日本語版，2009年1月3日 06：02 UTC.

x （6-11B）：源氏物語絵巻．国会図書館デジタルコレクション．

第7章　ストレスへの積極的対応

1) 河合隼雄：働きざかりの心理学．新潮社，1995．

2) 環境省・編：平成28年度 環境白書・循環型社会白書・生物多様性白書．

3) キャノン，W.B.（舘澄江・訳）：からだの知恵．講談社，1981．

4) 佐藤昭夫：痛みの評価法5 痛みの分類．理学療法17 (6)，597-601，2000．

5) 佐藤昭夫：痛みの評価法6 痛みと心理．理学療法17 (7)，679-82，2000．

6) 佐藤昭夫：痛みの評価法7 痛みの臨床的評価法．理学療法17 (8)，765-71，2000．

7) 佐藤昭夫，朝長正徳・編：ストレスの仕組みと積極的対応．藤田企画出版，1991．

8) Sato, A. et al. The impact of somatosensory input on autonomic functions. Rev Physiol Biochem Pharmacol. 130：1-328, 1997.

9) Sato-Suzuki, I. et al. Somatosensory regulation of resting muscle blood flow and physical therapy. Auton Neurosci. 220：102557, 2019.

10) Taylor, S.E. et al.：Biobehavioral responses to stress in females：tend-and-befriend, not fight-or-flight. *Psychological Rev* 107：411-29, 2000.

11) 南山堂医学大辞典第20版．南山堂，2015．

12) 半場道子：慢性痛のサイエンス―脳からみた痛みの機序と治療戦略．医学書院，2018．

13) 平野鉄雄，新島旭：脳とストレス．共立出版，1995．

14) Falkenmark, M.：Water-Bloodstream of the biosphere. 2018 Blue Planet Prize Commemorative Lecture, Tokyo.

15) 本間研一，彼末一之・編著：環境生理学．北海道大学図書刊行会，2007．

16) 山本達郎・編：痛みの Science & Practice 2 痛みの薬物治療．文光堂，2013．

17) ラザルス，R.S.，フォルクマン，S.（本明寛ほか・訳）：ストレスの心理学―認知的評価と対処の研究．実務教育出版，1991．

参考ホームページ

18) 国土交通省水資源：http://www.mlit.go.jp/mizukokudo/

19) 森田療法：http://www.hakkenkai.jp/

図引用文献

i （7-1）：田多井吉之介：ストレス―その学説と健康設計への応用．創元社，1980，35頁をもとに一部改変，佐藤昭夫，山中崇：ストレスとは．*Clinical Neuroscience* 12 (5)，14-7，1994．

ii （7-2，7-4，7-6）：鈴木郁子・編著：やさしい自律神経生理学 命を支える仕組み．中外医学社，2015，215頁，217頁，216頁．

iii （7-3B）：佐藤昭夫ら，1995に基づく，鈴木郁子・編著：やさしい自律神経生理学 命を支える仕組み．中外医学社，2015，220頁．

iv （7-5）：Dimsdale and Moss, 1980に基づく，鈴木郁子・編著：やさしい自律神経生理学 命を支える仕組み．中外医学社，2015，217頁．

v （7-7）：Brandenberger, et al., 1980 に基づく，鈴木郁子・編著：やさしい自律神経生理学 命を支える仕組み．中外医学社，2015，216 頁．

vi （7-8）：Strughold, 1924 より改変，Schmidt, R. F.：感覚生理学．改訂第 2 版，金芳堂，1989，126 頁．

vii （7-9）：House, et al, 1975 に基づく，内田さえ，佐伯由香，原田玲子・編：人体の構造と機能．第 4 版，医歯薬出版，2015，151 頁．

viii （7-10）：厚生労働省：平成 28 年国民生活基礎調査の概況．21 頁．

ix （7-11）：Rose, J. ed.：Human Stress and the Environment. Gordon and Breach Science Publishers, 1994, 137 頁を翻訳・作図.

第 8 章　高齢期の健康

1）秋下雅弘・編：シリーズ超高齢社会のデザイン 老化と老年病 予防・治療・医療的配慮の基礎．東京大学出版会，2020．

2）伊藤正男，井村裕夫，高久史麿・編：医学書院医学大辞典．第 2 版，医学書院，2009．

3）エリクソン，E.H.（村瀬孝雄，近藤邦夫・訳）：ライフサイクル，その完結．みすず書房，1989．

4）エリクソン，E.H.ほか（朝長正徳，朝長梨枝子・訳）：老年期．みすず書房，1997．

5）国立長寿医療研究センター：認知症はじめの一歩．2015．

6）佐藤昭夫：高齢者のからだと健康．人間総合科学大学，2002．

7）佐藤優子，内田さえ，鍵谷方子：女性のからだと健康．人間総合科学大学，2002．

8）下仲順子：老年心理学．改訂版，培風館，2012．

9）鈴木隆雄，衛藤隆・編：からだの年齢事典．朝倉書店，2008．

10）Shock, N.W.：The cellular basis of aging. In：Geriatric Nuclear Medicine, 1983.

11）高原須美子：女は三度老いを生きる．海竜社，1981．

12）内閣府：令和元年版高齢社会白書．

13）日本老年医学会・編：改訂版 健康長寿診療ハンドブック―実地医家のための老年医学のエッセンス．第 2 版，メジカルビュー社，2019．

14）日本老年医学会・編：老年医学系統講義テキスト．西村書店，2013．

15）久家慶子，木藤恒夫：高齢女性における化粧行動．久留米大学 Psychological Research No. 14, 17-24, 2015.

16）Hayflick, L.：Theories of biological aging. *Exp Gerontol* 20, 145-59, 1985.

17）Horn, J.L., Cattell, R.B.：Refinement and test of the theory of fluid and crystallized general intelligences. *J Educ Psychol* 57, 253-70, 1966.

18）Horn, J.L., Cattell, R.B.：Age differences in fluid and crystallized Intelligence. *Acta Psychol* 26, 107-29, 1967.

19）水上勝義：軽度認知障害にどう対応すべきか？ 精神経誌 111（1），26-30，2009．

20）Reichard, S. et al.：Aging and Personality. Wiley, 1962.

参考ホームページ

21）長寿科学振興財団 健康長寿ネット，高齢女性の生きがい：
https://www.tyojyu.or.jp/net/kenkou-tyoju/tyojyu-shakai/koreisha-josei-ikigai.html

22）日本神経学会・監修，「認知症疾患診療ガイドライン」作成委員会・編：認知症疾患診療ガイドライン 2017．：https://www.neurology-jp.org/guidelinem/nintisyo_2017.html

図引用文献

i （8-1）：厚生労働省：平成 30 年簡易生命表の概況．

ii （8-2）：内閣府：令和元年版高齢社会白書．図 1-1-2．

iii （8-3）：内閣府：令和元年版高齢社会白書．図 1-2-2-4．

iv （8-4）：厚生労働省：平成 30 年人口動態統計月報年計（概数）の概況．

v （8-5B）：Sheldon, J.H.：The effect of age on the control of sway. *Geront Clin* 5：129-38, 1963.

vi （8-5D）：スポーツ庁：平成 30 年度体力・運動能力調査．

vii （8-6B）：朝長正徳：神経系の加齢．In 村山元孝ほか・編：臨床老年医学大系 8 巻 脳・神経．情報開発研究所，1983 より改変．

viii （8-7B）：Doty, R.L. et al, 1984 のデータに基づく，Meisami, E.：Chapter 10, Aging of the sensory system. In：Timiras, P.S. ed.：Physiological Basis of Aging and Geriatrics. 2nd ed., CRC Press, Boca Raton, 1994.

ix （8-8A）：廣川勝昱：免疫系からみた老化．In
　日野原重明ほか・監修：看護のための最新医
　学講座 17．老人の医療．第 2 版，中山書店，
　2005．

x （8-9B）：Timiras, P.S. ed.：Phsiological Basis
　of Aging and Geriatrics. CRC press, Boca
　Raton, 1994．

xi （8-9C）：厚生労働省：平成 28 年国民生活基礎
　調査の概況．

xii （8-10）：Heaton, R.K., et al.：Wisconsin Card
　Sorting test Manual. Revised and Expanded.
　Psychological Assessment Resources, 5-57,
　1993．

xiii （8-11）：厚生労働省政策評価官室委託：健康
　意識に関する調査．2014 に基づく，平成 26 年
　厚生労働白書．図表 2-2-27．

xiv （8-12）：内閣府：平成 8 年度 高齢者の健康に
　関する意識調査．

xv （8-13）：内閣府：平成 27 年度 第 8 回高齢者
　の生活と意識に関する国際比較調査．

xvi （8-14）：佐藤昭夫：高齢者のからだと健康．
　人間総合科学大学，2002．

第 9 章　死の受容

1) 大井裕子：暮らしの中の看取り 準備講座．中
　外医学社，2017．
2) 大岩孝司，鈴木喜代子：緩和医療 がんの痛み
　は必ずとれる．中山書店，2018．
3) 大塚勇三再話：スーホの白い馬．福音館書店，
　1995．
4) Kübler-Ross, E.：On Death and Dying
　(Scribner). Macmillan, 1969．
5) 厚生労働省：改訂 人生の最終段階における医
　療・ケアの決定プロセスに関するガイドライ
　ン．2018．
6) 佐藤昭夫：高齢者のからだと健康．人間総合
　科学大学，2002．
7) 全日本病院協会：終末期医療に関するガイド
　ライン〜よりよい終末期を迎えるために〜．
　2016．
8) 寺澤捷年：東洋医学における健康観．医学哲
　学・医学論理 22, 137-140, 2004．
9) Newton, 10 月号 死とは何か．ニュートンプ
　レス，2018．
10) 峯村芳樹，山岡和枝，吉野諒三：生命観の国
　際比較からみた臓器移植・脳死に関するわが
　国の課題の検討．保健医療学 59 (3), 304-312,

2010．
11) 柳田邦男：今，生きているいのち〜そのかけ
　がえのなさ〜．埼玉いのちの電話 公開講演
　会，2017．
12) 渡辺和子：心に愛がなければ．PHP 研究所，
　1992．
13) 渡邉勝之・編著：医学・医療原論─いのち学
　&セルフケア，錦房，2016．

参考ホームページ
14) 厚生労働省平成 30 年度版死亡診断書（死体検
　案書）記入マニュアル：http://www.mhlw.go.
　jp/toukei/manual/
15) 厚生労働省法的脳死判定マニュアル：http:
　//www.mhlw.go.jp/stf/seisakunitsuite/bunya
　/0000040046.html
16) 日本緩和医療学会 WHO（世界保健機関）によ
　る緩和ケアの定義（2002）：https://www.
　jspm.ne.jp/proposal/proposal.html

第 10 章　生活と健康

1) 貝原益軒（石川謙校・訳）：養生訓・和俗童子
　訓．岩波書店，1961．
2) 門脇孝：日本人の糖尿病の遺伝素因・分子病
　態の解明とオーダーメイド治療．第 3 回日本
　医学会特別シンポジウム記録集 医とゲノム，
　41-56, 2001．
3) 厚生労働省：平成 28 年 国民健康・栄養調査
　結果の概要．
4) 戸川芳郎・監修：全訳 漢辞海 第四版，三省
　堂，2017．
5) 矢﨑義雄・総編集：内科学．第 11 版，朝倉書
　店，2017．

参考ホームページ
6) 日本 WHO 協会：https://www.japan-who.or.
　jp/commodity/kenko.html

図引用文献
i （10-3）：厚生労働省：平成 30 年（2018 年）人
　口動態統計月報年計（概数）の概況．
ii （10-4）：厚生労働省：平成 29 年度 国民医療
　費の概況．
iii （10-5）：厚生労働省：平成 26 年版 厚生労働
　白書．
iv （10-7）：Pooling Project Research Group, 1978
　に基づく，杉本恒明ほか・編：内科学．第 7
　版，朝倉書店，1999，73 頁より改変．
v （10-8）：文部科学省，厚生労働省，農林水産

省：食生活指針の解説要領，2016，7 頁

vi （10-9, 10-11）：小坂樹徳：生活習慣病の理解
—活動的な熟年期を迎えるために—．文光堂，
2000，36 頁・129 頁より改変．

vii （10-10）：小林修平・監修，日本健康運動指導
士会・編：糖尿病は予防できる．第一出版，
1994，20 頁より改変

第 11 章　有害物質と人間の関わり

1) 環境省・編：平成 28 年度 環境白書・循環型
社会白書・生物多様性白書．
2) 環境省・編：平成 30 年度 環境白書・循環型
社会白書・生物多様性白書．
3) 関係省庁共通パンフレット：ダイオキシン類．
2009．
4) 厚生科学審議会疾病対策部会リウマチ・アレ
ルギー対策委員会：報告書 平成 23 年 8 月．
5) コルボーン，T. ほか（長尾力・訳）：奪われし
未来．翔泳社，1997．
6) 東京都健康安全研究センター・編：食物アレ
ルギーと上手につきあう 12 のかぎ．2017．
7) 東京都福祉保健局：花粉症患者実態調査報告
書（平成 28 年版）．
8) 内閣府：平成 24 年 消費者の健康食品に関す
る実態調査．
9) 内閣府：世界保健機関（WHO），減塩に関す
るファクトシート．食品安全関係情報詳細，
2016．
10) 難波龍人：化学物質過敏症．建築雑誌 113，
26-7，1998．

参考ホームページ

11) CERI 化学物質評価研究機構：https://www.
cerij.or.jp/
12) 環境省　水俣病の教訓と日本の水銀対策：
https://www.env.go.jp/chemi/tmms/pr-m/
mat01.html
13) 厚生労働省　スモン患者さんが使える医療制
度サービス：https://www.mhlw.go.jp/con
tent/000487843.pdf
14) 社会実情データ図録：http://honkawa2.sak
ura.ne.jp/0205.html
15) 東京都アレルギー情報 navi：http://www.fuk
ushihoken.metro.tokyo.jp/allergy/publications
/print_allergy.html

図引用文献

i （11-1）：角田和彦：アレルギーっ子の生活百

科．第 2 版，近代出版，2001，84 頁より改変．

ii （11-2）：角田和彦：アレルギーっ子の生活百
科．第 2 版，近代出版，2001，24 頁，および
馬場実ほか・編：食物アレルギーの手びき．
南江堂，1994，16 頁より改変．
iii （11-3）：東京都健康安全研究センター・編：
食物アレルギーと上手につきあう 12 のかぎ
（改訂版）．2016，4 頁．
iv （11-4）：東京都健康安全研究センター・編：
花粉症患者実態調査（平成 28 年度）概要版．
v （11-5）：1913-1922 年：農商務省：農商務統計
表，1923-1946 年：農林省：農林省統計表，
1947-1988 年：林野庁：林業統計要覧，1989-
2016 年：林野庁：森林・林業統計要覧のデー
タをもとに作成．

第 12 章　持続可能な未来に向けて

1) 佐藤美由紀：世界でもっとも貧しい大統領ホ
セ・ムヒカの言葉．双葉社，2015．
2) WWF ジャパン：日本のエコロジカル・フッ
トプリント 2017．
3) 持続可能な開発目標（SDGs）推進本部：
SDGs アクションプラン 2020～2030 年の目標
達成に向けた「行動の 10 年」の始まり～．
2019．
4) Jeschonnek, L., et al.・編：World Risk Report
2016. Bündnis Entwicklung Hilft and UNU-
EHS, 2016.
5) 寺澤捷年：東洋医学における健康観．医学哲
学・医学論理　22, 137-140, 2004.
6) National Geographic 特別編集：ナショジオと
考える 地球と食の未来．2016．
7) Newsweek，9/11 号 温暖化を加速させるホッ
トハウス現象．2018．
8) 農業と経済編集委員会・監修：キーワードで
読みとく現代農業と食料・環境．昭和堂，
2017．
9) 林野庁：平成 29 年度 森林・林業白書．
10) 渡邉勝之・編著：医学・医療原論—いのち学
& セルフケア，錦房，2016．

参考ホームページ

11) EIC ネット（環境イノベーション情報機構）
環境用語集：http://www.eic.or.jp/ecoterm/
12) 消費者庁食品ロスについて学ぶ：
http://www.caa.go.jp/policies/policy/consum
er_policy/information/food_loss/education/
13) CW ニコル・アファンの森財団：https://afan.

or.jp/

14）森林・林業学習館：https://www.shinrin-ringyou.com/

15）世界経済の経済・統計 情報サイト：https://ecodb.net/

16）NPO 法人 土佐の森・救援隊：http://morihito.jp/v_organizations/382

17）日本製紙連合会：https://www.jpa.gr.jp/

18）農林水産省食育の推進：http://www.maff.go.jp/j/syokuiku/

19）Food and Agriculture Organization of the United Nations：The future of food and agriculture, Trends and challenges.（http://www.fao.org/3/a-i6583e.pdf）

20）ムヒカ大統領のリオ会議スピーチ（打村明・訳）：https://hana.bi/2012/07/mujica-speech-nihongo/

図引用文献

ⅰ（12-2）：国連大学環境・人間の安全保障研究所：World Risk Report 2016 に基づく，環境省：平成 29 年版 環境白書・循環型社会白書・生物多様性白書．31 頁．

ⅱ（12-5）：林野庁：木材需給表 長期累年統計表一覧．

ⅲ（12-6）：農林水産省：食育に関する意識調査報告書（令和 2 年 3 月），19 頁．

ⅳ（12-7）：農林水産省：平成 30 年度食料需給表．

ⅴ（12-8）：中田哲也：食料の総輸入量・距離（フード・マイレージ）とその環境に及ぼす負荷に関する考察．農林水産政策研究 5, 45-59, 2003 より改変．

ⅵ（12-9）：Global Footprint Network：Explore data.

第 13 章　変化する地球と生物

1）磯貝恵美子：見えない侵略者 第 2 回 人と感染症の戦いの歴史—プロローグ 2. 東北大学コラム，2018.

2）小田泰子：スペイン風邪流行とその時代．文芸社，2015.

3）環境省：平成 29 年版 環境・循環型社会白書・生物多様性白書．

4）Dong, S. et al.：Clinical effect of moxibustion based on syndrome differentiation for 36 cases of coronavirus disease 2019 with diarrhea in the square cabin hospital. Chinese Acupuncture & Moxibustion 中国针灸 7, 690-2, 2020.

5）National Geographic, News スペインかぜ 5000 万人死亡の理由．2014．5 月．

6）National Geographic, 6 月号 海を脅かすプラスチック．2018.

7）National Geographic, 9 月号 日本列島きらめく生命．2018.

8）Newsweek, 9/11 号 温暖化を加速させるホットハウス現象．2018.

9）Hughes, T. P., et al.：Spatial and temporal patterns of mass bleaching of corals in the Anthropocene. Science 359, 80-3, 2018.

10）山内一也：エマージングウイルスの世紀—人獣共通感染症の恐怖を超えて．河出書房新社，1997.

参考ホームページ

11）IPCC 第 5 次評価報告書特設ページ：http://www.jccca.org/ipcc/

12）気象庁 知識・解説：https://www.jma.go.jp/jma/menu/menuknowledge.html

13）気象庁 日本の年平均気温：https://www.data.jma.go.jp/cpdinfo/temp/an_jpn.html

14）全国地球温暖化防止活動推進センター（JCCCA）：http://www.jccca.org/

図引用文献

ⅰ（13-1）：資源エネルギー庁：エネルギー白書 2006.31 頁より改変．

ⅱ（13-2）：大気中二酸化炭素濃度：1960-2016 年の数値：環境省：環境統計集（平成 29 年版）2 章 地球環境，2.06 大気中 CO_2 濃度と人為的排出量．2017-19 年の数値：NOAA Climate.gov：Climate Change：Atmospheric Carbon Dioxide, 2020.
世界の平均気温偏差：気象庁 各種データ・資料：世界の年平均気温偏差．

ⅲ（13-3）：気象庁 オゾン層のデータ集．

ⅳ（13-5）：マイアース，N.（林雄次郎・訳）：沈みゆく箱舟—種の絶滅についての新しい考察—．岩波現代新書，1981 に基づき作図

ⅴ（表 13-1）：フリー百科事典ウィキペディア日本語版，国立感染症研究所感染症情報センター HP，内閣官房 新型インフルエンザ等対策室 HP 等を参考に作成

第 14 章　新しい生活様式の探索

1) 医療教育情報センター：医療倫理の四原則. 新しい診療理念 No.076r, 2010.

2) Ehrlich, P.R.：Keeping the blue planet habitable：A multidisciplinary challenge. 1999 Blue Planet Prize Commemorative Lecture, Tokyo.

3) 国際連合経済社会情報・政策分析局人口部・編（原書房編集部・訳）世界人口予測 1960 → 2060 2017 年改訂版. 原書房, 2017.

4) 佐藤昭夫：東洋医学と西洋医学の接点. Dementia 8, 231-7, 1994.

5) Sato, A. et al. The impact of somatosensory input on autonomic functions. Rev Physiol Biochem Pharmacol. 130：1-328, 1997.

6) 総務省：平成 29 年版 情報通信白書. 2017.

7) 時実利彦：人間であること. 岩波書店, 1970.

8) トフラー, A.（徳岡孝夫・監訳）：第三の波. 中央公論社, 1982.

9) 日経 ESG, 特別編集号 エコプロダクツガイド 2019.

10) 日本学術会議 生命科学の全体像と生命倫理特別委員会：生命科学の全体像と生命倫理—生命科学・生命工学の適正な発展のために—, 2003.

11) 日本の脚気史. フリー百科事典.

12) ビーチャム T.L., チルドレス, J.F.（立木教夫・監訳）：生命医学倫理 第 5 版, 大学出版部協会, 2009.

参考ホームページ

12) WOTA 株式会社：https://wota.co.jp/

13) 国立社会保障・人口問題研究所：http://www.jpss.go.jp

14) 国連人口部：https://esa.un.org/unpd/wpp/Download/Standard/Population/

15) 大和ハウス工業株式会社：https://www.daiwahouse.co.jp/business/logistics/AI/

16) 地盤工学会 関東支部：http://jibankantou.jp/pg334.html

17) 内閣府消費動向調査 平成 27-30 年調査結果：http://www.esri.cao.go.jp/jp/stat/shouhi/shouhi.html

18) 日本統計協会：https://www.jstat.or.jp/content/

図引用文献

i （14-1）：資源エネルギー庁：日本が抱えているエネルギー問題（前編）. 2019, 4 頁より改変.

ii （14-2）：資源エネルギー庁：平成 30 年度エネルギーに関する年次報告 第 198 回国会（常会）提出. 2019, 170 頁より改変.

iii （14-3）：電気事業連合会：日本の電力消費 家庭部門用途別エネルギー消費量. 2020, 2 頁のデータをもとに作成.

iv （14-6）：総務省統計局：世界の統計 2018, および国立社会保障・人口問題研究所：人口統計資料集 2013 年版, 2018 年版.

v （14-7）：厚生労働省：平成 27 年版厚生労働白書—人口減少社会を考える—. 27 頁.

vi （14-9）：トヨタルーフガーデン：緑化事業環境改善植物キルシェピンクを参考に作成.

vii （14-10）：厚生労働統計協会：図説国民衛生の動向 2017/2018. 26 頁.

viii （14-11）：総務省統計局：労働力調査 長期時系列データ 年齢階級別就業率.

ix （14-12）：総務省統計局 統計データ統計トピックス：No.121 統計からみた我が国の高齢者—「敬老の日」にちなんで—.

第 15 章　世界で共有する環境教育

1) Walker, B.：The Science and practice of resilience thinking, 2018 Blue Planet Prize Commemorative Lecture, Tokyo.

2) NHK スペシャル, 緊急検証 西日本豪雨 "異常気象新時代" 命を守るために. 2018 年 7 月 12 日放送, 京都大学防災研究所・中北英一教授のコメント

3) カーソン, R.L.（青樹梁一・訳）：沈黙の春. 新潮社, 1987.

4) カーソン, R.L.（上遠恵子・訳）：センス・オブ・ワンダー. 新潮社, 1996.

5) ブラウン, L.R.・編著（浜中裕徳・監訳）：地球白書 2000-01, 1999-00 など. ダイヤモンド社, 1990～2000.

6) メドウズ, D.H., メドウズ, D.L., ランダース, J., ベアランズ 3 世, W.W.（大来佐武郎・監訳）：成長の限界—ローマ・クラブ「人類の危機」レポート—. ダイヤモンド社, 1972.

7) ランダース, J.（野中香方子・訳）：2052 今後 40 年のグローバル予測. 日経 BP, 2013.

参考ホームページ

8) 環境市民：http://www.kankyoshimin.org/

9) グリーンコンシューマー東京ネット：http://

greenconsumer-tokyo.net/
10）経済産業省 資源エネルギー庁：http://www.enecho.meti.go.jp/
11）国立環境研究所：http://www.nies.go.jp/
12）東京くらし Web：http://www.shouhiseikatu.metro.tokyo.jp
13）日本製紙連合会：https://www.jpa.gr.jp/

図引用文献
i （15-1）：環境省：平成 12 年版 環境白書.
ii （15-2）：日経エコロジー（現日経 ESG）．1999,12 月号，16 頁.
iii （15-3）：環境省：諸外国における炭素税等の導入状況．2017，5 頁.
iv （15-4）：環境省：第四次循環型社会形成推進基本計画パンフレット，2018，8 頁.
v （15-6）：自然エネルギー財団 国際シンポジウム：100％自然エネルギーのビジョンを考える．クリスティン・リンス REN21 事務局長発表資料，8 頁，10 頁，および REN21：Renewables 2019 Global status report. 40 頁より改変.
vi （15-7）：WWF ジャパン：エネルギー・レポート～2050 年までに再生可能エネルギー100％．要約版，2011.

全体の引用・参考文献
1）内田さえ，佐伯由香，原田玲子・編：人体の構造と機能．第 4 版，医歯薬出版，2015.
2）内田さえ，原田玲子ほか：生理学．第 1～3 版，医歯薬出版，1991～2014.
3）小澤瀞司，福田康一郎ほか・監修：標準生理学．第 4～9 版，医学書院，1996～2019.
4）ギャノン，W.F.：医科生理学展望（ギャノング生理学）原著 19～25 版．丸善，2000～2017.
5）佐藤昭夫，佐藤優子：人間科学概論．人間総合科学大学，2000.
6）佐藤優子，原田玲子，鍵谷方子：人間科学論．人間総合科学大学，2000.
7）シュミット，R.F.（岩村吉晃ほか・訳）：感覚生理学．金芳堂，1985.
8）シュミット，R.F.，テウス，G.・編（佐藤昭夫・監訳）：スタンダード人体生理学．シュプリンガー・フェアラーク東京，1994.
9）鈴木郁子，内田さえ，鍵谷方子，原田玲子：やさしい自律神経生理学 命を支える仕組み．中外医学社，2015.
10）鈴木郁子，内田さえ，鍵谷方子，原田玲子：やさしい環境生理学．錦房出版，2019.
11）Hall, J.E.（石川義弘ほか・訳）：ガイトン生理学．原著第 13 版，エルゼビア・ジャパン，2018.
12）久光正：東洋医学のこれまでと将来．昭和学士会誌 2，138-45，2017.

各章の課題

課題 **第1章　地球の中に生きる人間**

① 地球誕生において，地球に海や大気が生成された過程について説明せよ．

② 地球誕生において，大気中の酸素がどのように形成されたかについて説明せよ．

③ 地球上の生物にとっての太陽エネルギーの恩恵について考察せよ．

④ 地球環境の生成と生物進化の相互関係について，酸素と二酸化炭素に着目して説明せよ．

⑤ 文明の発展と農耕の関係について説明せよ．

⑥ 人間が思考という高度に発達した脳機能をもつようになった生物学的な背景について考察せよ．

⑦ 生態的ピラミッドにおける植物・動物との関係について説明し，その中での現代の人間のあり方について考察せよ．

⑧ 世界の急速な人口増加に伴う課題を説明し，人間の対応について考察せよ．

⑨ 現在の大きく変化する地球環境のなかで私たち一人一人はどう生きるべきか，あなたの考えを述べよ．

⑩ 東洋医学的思想による大宇宙・小宇宙ついて説明せよ．

課題 **第2章　人間らしさの発達**

① 神経系，生殖器系，リンパ系および一般的な器官の発達パターンについてそれぞれ概説せよ．

② 乳児期，幼児期，児童期の特徴をそれぞれ説明し，各ステージの子どもに対する大人のあり方を考察せよ．

③ 愛着の発達過程と，その後の人間形成における愛着の重要性について説明せよ．またこの観点から，育児環境の現状に対する考えを述べよ．

④ 新生児期の発育には触刺激が重要であると考えられている．この過程について具体例をあげて概説せよ．

⑤ 知能の発達過程について説明し，環境の重要性について考察せよ．

⑥ 感覚機能，運動機能の発達過程を説明せよ．

⑦ 子どもの心と身体の発達における遊びの意義について考察せよ．

⑧ スマートフォン保有率が人口の8割を越えようとしている現在，スマホ依存症という新しい疾病概念が指摘されている．この依存症を抑制するためにはどのような対応をしていけばよいか，具体例をあげて考えを述べよ．

⑨ 思春期の心と身体の特徴を説明せよ．

⑩ 人間の高次脳機能は生涯発達し得ることをふまえ，成人前期と後期の人生のあり方についてのあなたの考えを述べよ．

⑪ ライフサイクルに応じた東洋医学的養生法について説明せよ．

課題 **第3章　保育と教育**

① 子育て行動の脳による制御について説明せよ．さらに，人間の保育における環境の影響について例をあげて考察せよ

② 日本の保育の歴史的特徴を説明せよ．また保育の現状に対するあなたの考えを述べよ．

③ アテネの学校の始まりについて説明せよ．また日本の教育への影響について考察せよ．

④ 中世の教育について考察せよ．

⑤ 中国学校制度の始まりについて説明せよ．また日本の教育への影響について考察せよ．

⑥ 日本の学校教育の歴史について，時代ごとの特徴を説明せよ．ついで，現代の学校教育における課題を考察せよ．

⑦ ルソーの教育に対する考え方について説明した上で，子どもの教育の現状に対するあなたの考えを述べよ．

⑧ 貝原益軒の和俗童子訓で述べられている教育についての考え方を説明せよ．ついで，それに対する考えを述べよ．

課題 **第 4 章　水，酸素，食物と身体**

① 人をはじめ生物が生きるのに必要な水と酸素の役割をそれぞれ説明せよ．

② 細胞外液の状態について，クロード・ベルナール及びウォルター・キャノンが提唱した内容を引用し概説せよ．

③ 動物は植物とは異なり食物を食べて生きている．この観点から動物と植物の違いについて説明せよ．

④ 体液の pH（厳密には血漿の pH）の正常範囲を述べ，pH 調節に関与する物質，器官についてあげよ．

⑤ 呼吸について酸素の運搬に関わる物質をあげよ．

⑥ 高地環境での身体機能の変化と適応について説明せよ．ついで，あなたが高地へ行った場合にとる対策について例をあげて説明せよ．

⑦ 糖質，脂質，タンパク質の各々の生体内での役割を説明せよ．

⑧ ビタミン B_1，ビタミン B_{12}，ビタミン A がそれぞれ不足すると起こる症状をあげよ．

⑨ 呼吸と喜怒哀楽の感情について例をあげて説明せよ.,

課題 **第 5 章　脳の仕組み**

① 心はどこにあるか，理由とともに考えを述べよ．

② 神経細胞の構造と働きについて概説せよ．

③ 脳の発達について神経細胞の働きと環境の影響について考察せよ．

④ 神経回路の基本的形成について，3 段階を経て行われることが知られているが，この 3 段階についての特徴を概説せよ．

⑤ 脳における酸素の重要性とその働きについて説明せよ．

⑥ 大脳新皮質が司る高次神経機能について概説せよ．

⑦ 性格・パーソナリティの形成・発達における環境の影響について説明せよ．

⑧ 神経系の再生について神経細胞が破壊された場合と，軸索が損傷した場合の再生のプロセスを概説せよ．

⑨ 認知症の脳の特徴について説明せよ．

⑩ 東洋思想における心について説明せよ．

[課題] **第6章　自然への適応**

① 生物のもつ昼夜や季節のリズムの成り立ちを地球環境と生物進化の観点より説明せよ.

② サーカディアンリズム（概日リズム）について，その機能を司る脳の部位をあげよ.

③ 自律神経, 体温, 心拍, 呼吸, ホルモンのリズムを説明し, 環境適応との関わりについて考察せよ.

④ 外部環境がサーカディアンリズムに及ぼす影響について例をあげて説明せよ.

⑤ 体温調節について暑さへの適応, 寒さへの適応における生体反応を概説せよ.

⑥ マズローが述べた欲求の階層構造について説明せよ. また, あなたがもつ欲求の具体例を1つあげ, その階層について考察せよ.

⑦ 芸術は生きる原動力となり得る. 体験をもとにあなたの芸術に対する考えを述べよ.

⑧ 科学の発展が今後の社会にもたらす影響について考察せよ.

⑨ 生体リズムと自然治癒力について考察せよ.

[課題] **第7章　ストレスへの積極的対応**

① ストレスに対する身体の反応についてキャノンの緊急反応を概説せよ.

② ハンス・セリエのストレス学説ついて概説せよ.

③ ストレスの3通りの反応について説明し, それぞれの生物学的意義について考察せよ.

④ ストレス反応における自律神経とホルモンの働きについて説明せよ.

⑤ 痛みについて皮膚の痛み, 深部の痛み, 内臓の痛みの特徴を概説せよ.

⑥ 痛みによる様々な反応について概説せよ.

⑦ 痛みへの対処について薬物療法と運動療法の特徴を概説せよ.

⑧ 心理・社会的ストレスになり得るものに職業性のストレスがあるが, 自身や家族の体験など具体的な例をあげて概説せよ.

⑨ あなたのストレス対処法をあげ, その効果を科学的に考察せよ.

⑩ 東洋医学的観点からストレスについて考察せよ.

[課題] **第8章　高齢期の健康**

① 平均寿命と健康寿命について概説せよ.

② 老化がなぜ起こるのか老化学説に基づいて説明せよ.

③ 正常老化と病的老化について説明し, 高齢者の心と身体の健康について考察せよ.

④ 加齢による運動機能, 感覚機能の変化について概説せよ.

⑤ 加齢による運動機能の変化に対する対応策について, あなたの考えを述べよ.

⑥ 加齢による内臓機能の変化について概説せよ.

⑦ 高齢者の高次神経機能について結晶性能力, 流動性能力の変化について概説せよ.

⑧ 高齢期の心理的な特徴について説明せよ.

⑨ サルコペニアとフレイルについてそれぞれを概説せよ.

⑩ 自分が健康な高齢期を迎えるために, 日常心がけていること（あるいは, これから心がけること）を理由とともに述べよ.

⑪ 高齢期の疾患と東洋医学について考えを述べよ.

課題　第9章　死の受容

① 死の三徴候（古典的死の徴候）についてあげ，その中で現在，代用が不可能である機能を概説せよ．

② 全脳の機能が不可逆的に停止した状態と，脳幹機能のみ残存している状態について説明せよ．

③ 脳死の判定基準について説明せよ．

④ エリザベス・キューブラー・ロスが提唱した死の受容プロセスについての5段階をあげよ．

⑤ 終末期の医療について終末期の3条件と緩和ケアの定義について説明せよ．

⑥ 終末期医療のあり方について，あなたの考えを述べよ．

⑦ 東洋医学的思想における死についてあなたの考えを述べよ．

課題　第10章　生活と健康

① WHO憲章における健康の定義をあげよ．

② 病気の予防の具体的方策を，遺伝的要因，外部環境，生活習慣の側面から考察せよ．

③ 1950年頃までと現在では，人々の死因は大きく異なる．死因の変遷について，環境との関わりを踏まえて説明せよ．

④ 国民一人あたりの医療費が年々伸び続けている要因を考察せよ．

⑤ 生活習慣は健康に大きな影響を及ぼす．「望ましい生活習慣」の例をあげ，健康維持に役立つ理由を生物が地球環境のもとで進化してきた歴史を踏まえて説明せよ．

⑥ 肥満の原因とリスクについて説明せよ．

⑦ 糖尿病について1型糖尿病と2型糖尿病の違いについて概説し，糖尿病の初期症状，進行した場合の合併症をあげよ．

⑧ 動脈硬化が原因で発症する可能性のある病気をあげよ．

⑨ 骨粗鬆症の発症率が高齢者，特に女性で高まる原因を説明せよ．また，骨粗鬆症に対するあなたの予防策を具体的に述べよ．

⑩ 貝原益軒の記した養生訓について考察せよ．

課題　第11章　有害物質と人間の関わり

① アレルギーとはどのように起こるのか概説せよ．

② 近年の生活環境の変化が及ぼすアレルギーへの影響について説明せよ．

③ 食物アレルギーの主な原因について説明せよ．

④ 生物濃縮について概説せよ．

⑤ あなたの居住地域の有害物質対策について例をあげて説明せよ．また，その対策に対する考えを述べよ．

⑥ 環境ホルモン（内分泌撹乱物質）についてどのような作用を起こす可能性があるかをあげよ．

⑦ 栄養過多あるいは1つの成分の過剰摂取による弊害を説明せよ．

⑧ あなたが利用しているサプリメントの効用について科学的根拠を調べ説明せよ．

⑨ 遺伝子組換え作物について説明せよ．また，遺伝子組換え作物の導入に対する考えを述べよ．

⑩ 東洋医学における外因について考察せよ．

課題　第 12 章　持続可能な未来に向けて

① 地球環境の悪化の原因について説明せよ.

② 循環型社会の特徴について説明せよ.

③ 「持続可能な開発」の概念について説明せよ. また「持続可能な発展」への取り組みについて, あなた自身の具体的な対応策を述べよ.

④ ムヒカ大統領の言葉を読み, 現在の環境問題に対するあなたの考えを述べよ.

⑤ 地球環境悪化の原因について先進国の問題と新興国の問題を概説せよ.

⑥ 森林の役割を説明せよ. また, 世界の森林の現状から, あなたが考える日本の役割について述べよ.

⑦ 孤食や朝食の欠食など, 現代の食生活における課題は多い. あなたの食生活における身近な課題を挙げ, その対応策を考察せよ.

⑧ 日本人の食生活が地球環境に及ぼしている負荷について説明せよ. ついで, その現状から, あなたの食生活において今後留意したいことを述べよ.

⑨ 食品ロス（フードロス）について 2015 年の量をあげ, 日本や各国の対応策について概説せよ.

⑩ 医食同源について例をあげて考察せよ.

⑪ 東洋療法における環境保全との関わりを考察せよ.

課題　第 13 章　変化する地球と生物

① 地球温暖化の原因となる温室効果ガスをあげ, 温暖化の影響について概説せよ.

② 二酸化炭素濃度が上昇する原因を概説せよ.

③ 「気候変動枠組条約」について説明せよ. また, この問題への日本の取り組みに対する考えを述べよ.

④ オゾン層の成り立ちと役割を説明せよ. また, オゾン層破壊物質に対する世界の取り組みについて概説せよ.

⑤ 酸性雨について説明せよ. また世界の酸性雨の現状に対するあなたの考えを述べよ.

⑥ プラスチックと環境汚染についてプラスチックごみ対策についての取組を概説せよ.

⑦ 近年増加している新興・再興感染症の出現・拡散の原因について考察せよ.

⑧ 東洋医学的観点から感染について考察せよ.

課題　第 14 章　新しい生活様式の探索

① 人間のエネルギー利用の歴史について説明せよ.

② 人間のエネルギー利用の現状に対するあなたの考えを述べよ.

③ 情報・通信技術の発展によりコミュニケーション手段も多様化している. 対人距離の観点から, コミュニケーションの未来について考察せよ.

④ オンライン教育やオンライン診療の利点と問題点について考察せよ.

⑤ 世界と日本の人口の推移について説明せよ.

⑥ 日本の人口構造の特徴と課題について説明せよ.

⑦ 都市化社会がもたらすメリットとデメリットを説明せよ. ついで, あなたの身近で行われている具体的な対策実践例を述べよ.

⑧　現代の日本の世帯の特徴を説明せよ.

⑨　地球環境問題の観点から, 社会生活において本当に必要なものとは何か, あなた自身の日常生活を考察せよ.

⑩　東西医学の融合について考えを述べよ.

⑪　東西医学の発展に向けての考えを述べよ.

課題　第 15 章　世界で共有する環境教育

①　環境保全運動の歴史を概説せよ.

②　「私たちは 21 世紀をどう生きるか」について, あなたの考えを述べよ.

③　紙の消費を例に,「3R」について説明せよ.

④　環境保全運動における市民団体の役割を説明せよ.

⑤　環境保全運動について, 行政の取り組みをあげよ.

⑥　日本の「循環基本法(循環型社会形成推進基本法)」について説明せよ.

⑦　環境保全運動について, 企業の取り組みをあげよ.

⑧　主な自然エネルギー(再生可能エネルギー)について説明せよ.

⑨　環境教育の重要性について概説せよ.

⑩　環境教育の現状と在り方について, あなたの考えを述べよ.

⑪　東洋思想の観点から現在の人間生活に対する考えを述べよ.

索　引

【編著者略歴】

鈴木郁子
すず き いく こ

昭和 37 年北海道生まれ．幼少期を米国，ドイツで過ごす．お茶の水女子大学理学部卒業，
東京医科歯科大学大学院修了．歯学博士，医学博士．専門は生理学．東邦大学医学部生理
学講座助手・講師を経て，
現在，日本保健医療大学保健医療学部教授，昭和大学医学部生理学講座客員教授・上野学
園大学非常勤講師兼務．
主な著書に「やさしい自律神経生理学　命を支える仕組み」（編著，中外医学社），「やさ
しい環境生理学　地球環境と命のつながり」（編著，錦房出版）がある．

人間と生活─地球の健康を考える

2021年 3 月 10 日　第 1 版　第 1 刷発行

編著者　鈴木　郁子
発行者　竹内　　大
発行所　錦 房 株式会社
　　　　〒 244-0002　横浜市戸塚区矢部町 1865-8
　　　　TEL/FAX　045-871-7785
　　　　http://www.kinfusa.jp/
　　　　郵便振替番号 00200-3-103505

© kinfusa, Inc., 2021.　〈検印省略〉　　　　　　　　印刷／製本・真興社

乱丁，落丁の際はお取り替えいたします．

ISBN978-4-9908843-9-0　　　　　　　　　　　　Printed in Japan